Eisenstoffwechsel, Anämien

Therapie und Diagnose

Neue Konzepte bei Renaler Anämie und Rheumatoider Arthritis

Sechste, erweiterte Auflage

M. Wick
W. Pinggera
P. Lehmann

SpringerWienNewYork

Dr. Manfred Wick
Institut für Klinische Chemie, Klinikum Großhadern der Universität München,
Bundesrepublik Deutschland

Prim. Univ.-Prof. Dr. Wulf Pinggera
Interne Abteilung des allgemeinen öffentlichen Krankenhauses, Amstetten, NÖ,
Österreich

Dr. Paul Lehmann
Roche Diagnostics, Mannheim, Bundesrepublik Deutschland

Das Werk ist urheberrechtlich geschützt.
Die dadurch begründeten Rechte, insbesondere die der Übersetzung, des Nachdruckes, der Entnahme von Abbildungen, der Funksendung, der Wiedergabe auf photomechanischem oder ähnlichem Wege und der Speicherung in Datenverarbeitungsanlagen, bleiben, auch bei nur auszugsweiser Verwertung, vorbehalten.

© 1991, 1994, 1996, 1998, 1999 und 2000 Springer-Verlag/Wien

Die Wiedergabe von Gebrauchsnamen, Handelsnamen, Warenbezeichnungen usw. in diesem Buch berechtigt auch ohne besondere Kennzeichnung nicht zu der Annahme, dass solche Namen im Sinne der Warenzeichen- und Markenschutzgesetzgebung als frei zu betrachten wären und daher von jedermann benutzt werden dürfen.
Produkthaftung: Für Angaben über Dosierungsanweisungen und Applikationsformen kann vom Verlag keine Gewähr übernommen werden. Derartige Angaben müssen vom jeweiligen Anwender im Einzelfall anhand anderer Literaturstellen auf ihre Richtigkeit überprüft werden.

Gedruckt auf säurefreiem, chlorfrei gebleichtem Papier – TCF

Mit 54 Abbildungen

ISBN-13: 978-3-211-83519-7   e-ISBN-13: 978-3-7091-5141-9
DOI: 10.1007/978-3-7091-5141-9

Vorwort

Anämien sind ein weltweites Problem. Davon betroffen sind vor allem ältere Menschen. Nach den WHO-Kriterien (World Health Organization. Nutritional anemias. Technical Reports Series 1992: 503) spricht eine Hb-Konzentration < 12 g/dl bei der Frau und < 13 g/dl beim Mann für eine Anämie. Danach haben 10–22 % der Frauen und 6–30 % der Männer älter als 65 Jahre eine Anämie. Im vorliegenden Buch haben wir Schwerpunkte auf die Therapien von renalen und entzündlichen, vor allem rheumatoiden Anämien gesetzt. Dessen ungeachtet ist der Eisenmangel die verbreitetste Anämie.

Die Diagnostik – und insbesondere die Therapie der Anämien – haben in den letzten Jahren derartige Fortschritte gebracht, die nahelegen, die Therapien und das diagnostische Spektrum zu erweitern. Neben den Fortschritten in der Behandlung von renalen und entzündlichen Anämien, haben vor allem neue Erkenntnisse über die Rolle des Transferrin-Rezeptors, die physiologische Wirkung der Erythropoetin-Produktion und Ergebnisse über den genetischen Defekt als auch die Pathogenese der Hämochromatose eine Überarbeitung des Buches notwendig gemacht.

Die Autoren danken vor allem Annett Fahle, Kerstin Geiger von Roche Diagnostics, Heribert Bauer von Graphik-Art sowie Michael Katzenberger vom Springer-Verlag für die engagierte Mitarbeit, die fachkundige Unterstützung und für die geschmackvolle Ausstattung.

März 2000

M. Wick
W. Pinggera
P. Lehmann

Inhaltsverzeichnis

Einführung 1

**Physiologische Grundlagen des Eisenstoffwechsels und der
Erythropoese** 3
Eisenresorption 3
Eisentransport 5
   Transferrin und Eisenbindungskapazität 6
   Transferrinsättigung (TfS) 8
   Transferrin-Rezeptor (TfR) 9
Eisenspeicherung 10
   Ferritin und Isoferritine 12
Eisenverteilung 15
Eisenbedarf 17
Eisenverluste 17
Erythropoese 18
   Physiologische Zellreifung 18
   Hämoglobinsynthese 19
   Erythropoetin 20
Erythrozytenabbau 23
   Phagozytose überalterter Erythrozyten 23
   Hämoglobinabbau 23

**Eisenstoffwechselstörungen / Erythropoesestörungen und
Hämolyse** 25
Störungen der Eisenbalance des Körpers 25
Eisenmangel 27
Eisenüberladung 29
   Primäre Hämochromatose 31
   Andere genetisch bedingte Eisenüberladungen 32
Eisenverteilungsstörungen 33
   Chronische Entzündungsanämien (ACD) 34
   Tumoranämien 37
Eisenverwertungsstörungen 38

Renale Anämien ... 39
Pathophysiologie der Erythropoetinproduktion ... 41
Nicht-eisenbedingte Störungen der Erythropoese ... 43
Störungen der Stammzellenproliferation ... 43
Vitamin B_{12}- und Folsäuremangel ... 44
Hämoglobinopathien ... 46
Porphyrinsynthesestörungen ... 49
Pathologisch gesteigerte Hämolyse ... 51
Haptoglobin ... 51
Kennzeichen einer schweren Hämolyse ... 52
Hämolyseursachen (korpuskulär-, extrakorpuskulär) ... 53

Diagnostik bei Eisenstoffwechsel-/Erythropoesestörungen ... 56
Die Eisen-Balance des Körpers ... 56
Eisenresorptionstest ... 58
Klinische Wertigkeit der Ferritinbestimmung ... 60
Repräsentative Ferritinwerte – Füllungszustand der
  Eisenspeicher ... 62
Transferrin, Transferrinsättigung ... 64
Transferrin-Rezeptor (sTfR) ... 66
Eisenmangel: Ferritin erniedrigt ... 69
Eisenmangelanämie ... 69
Eisenmangel prälatent ... 70
Eisenmangel latent ... 70
Eisenmangel manifest – Eisenmangelanämie ... 71
Differentialdiagnose des Eisenmangels ... 72
Klinische Bilder des Eisenmangels ... 73
Eisenüberladung: Ferritin erhöht ... 76
Repräsentative Ferritinerhöhung ... 76
Primäre Hämochromatose ... 78
Sekundäre Hämochromatosen ... 80
Eisenverteilungsstörungen ... 81
Nicht-repräsentative Ferritinerhöhung ... 81
Anämie chronischer Erkrankungen (ACD) ... 81
Eisen und zelluläre Immunabwehr ... 83
Eisen, Akutphase-Proteine und Hormone ... 84
Anämien bei rheumatoider Arthritis (RA) ... 84
Anämien bei malignen Neoplasien (Erythropoetin als
  Tumormarker) ... 91
Eisenverwertungsstörungen ... 91
Erythropoetin ... 91
Urämische Anämien ... 93
Nicht-eisenbedingte Störungen der Erythropoese ... 95
Makrozytäre Anämien ... 96

Inhaltsverzeichnis IX

Folsäuremangel 98
Vitamin B_{12}-Mangel 100
Normozytäre Anämien 103
Extrakorpuskuläre hämolytische Anämien 103
Korpuskuläre Anämien anderer Genese 105
Zusammenfassung: Nicht-eisenbedingte Störungen der
   Erythropoese 106

Therapie der Anämien 112
Therapie des Eisenmangels 112
  Orale Eisengabe 112
  Parenterale Eisengabe 114
  Nebenwirkungen und Gefahren der Eisentherapie 115
Therapie von Eisenverteilungsstörungen 119
  Anämien bei chronischen Erkrankungen (ACD) 119
  Rheumatoide Arthritis (RA) 119
  Anämie bei malignen Neoplasien 126
Therapie der Eisenverwertungsstörungen 128
  Erythropoetinmangel, Anämie bei Niereninsuffizienz 128
Nicht-eisenbedingte Störungen der Erythropoese 133
  Therapie des Vitamin B_{12}-Mangels 133
  Therapie des Folsäure-Mangels 134
  Beeinflussung der Erythropoese bei anderen Erkrankungen ... 134

Bestimmungsmethoden 136
Das Blutbild 136
  Das kleine Blutbild 138
  Automatisierte Zellzählung 138
  Das Widerstandsmessprinzip 139
  Durchflusszytometrie (Flowzytometrie) 141
  Hämoglobin (Hb) 144
  Hämatokrit (Hkt) 145
  Erythrozyten 148
    Erythrozytenzahl (RBC) 148
    MCV, MCH, MCHC 149
  Retikulozyten 151
    Retikulozytenzahl 152
Photometrische Bestimmungsmethoden im Eisenstoffwechsel .. 152
  Bestimmung von Eisen 155
  Bestimmung der Eisen-Sättigung = totale Eisenbindungs-
    kapazität (TEBK) und Ermittlung der latenten
    Eisenbindungskapazität (LEBK) 159
  Bestimmung der Eisenbindungsproteine im Serum/Plasma:
    Immunologisch-analytische Messverfahren 160

Ferritin 163
Transferrin (Tf) 168
  Beziehungen zwischen Transferrin und TEBK 170
  Transferrinsättigung (TfS) 170
  Löslicher Transferrin-Rezeptor (sTfR) 171
Haptoglobin (Hp) 174
Coeruloplasmin (Cp) 176
Bestimmung von Vitamin B_{12} und Folsäure 178
  Vitamin B_{12} 178
  Folsäure 180
Erythropoetin 183
Methoden zur Diagnose von chronischen Entzündungen (ACD) 186
  Blutkörperchensenkungs-Reaktion (BSR) / Blutkörperchen-
  senkungs-Geschwindigkeit (BSG) 186
  C-reaktives Protein (CRP) 187
  CRP im Vergleich zu anderen Untersuchungen der
  Akut-Phase-Antwort 189
  Rheumafaktoren (RF) 190
  Eisen/Kupfer-Relation und Coeruloplasmin 191

Literatur 193

Empfohlene Literatur 207

Sachverzeichnis 209

Einführung

Eisenstoffwechselstörungen, insbesondere der Eisenmangel, aber auch Eisenverteilungs- und Eisenverwertungsstörungen bei chronischen Allgemeinerkrankungen zählen zu den am häufigsten übersehenen oder fehlgedeuteten Erkrankungen. Dies liegt insbesondere daran, dass die in der konventionellen Diagnostik angewandte Bestimmung des Transporteisens im Serum bzw. Plasma wegen der kurzfristigen Schwankungen keine repräsentative Abschätzung der Gesamtkörpereisenreserven erlaubt. War dies früher nur durch die aufwendige und invasive Speichereisenbestimmung im Knochenmark möglich, so gestatten heute empfindliche, gut standardisierte immunchemische Verfahren eine präzise Bestimmung des Eisenspeicherproteins Ferritin im Plasma. Da dessen Sekretion in der Mehrzahl der Fälle die Depoteisenreserven korrekt widerspiegelt, ermöglicht dies eine schnelle und sichere Diagnose, insbesondere von Eisenmangelzuständen. Wegen der Häufigkeit des Eisenmangels und der meist einfachen Therapie sollte diese Erkenntnis zum medizinischen Allgemeingut gehören.

Auch nicht-eisenbedingte Ursachen der Anämie und andere Eisenstoffwechselstörungen können heute durch sehr empfindliche, gut standardisierte immunchemische Verfahren rasch erkannt werden.

Die folgenden Ausführungen wollen zu einem besseren Verständnis der wesentlichen pathophysiologischen Grundlagen und diagnostischen Prinzipien beitragen (Abb. 1), die Diagnostik von Knochenmarkserkrankungen im engeren Sinn bleibt dabei hämatologischen Spezialisten vorbehalten. Hier sollen vor allem die Möglichkeiten einer nicht-invasiven Anämiediagnostik aufgezeigt werden, die einer Knochenmarkspunktion vorangehen sollten.

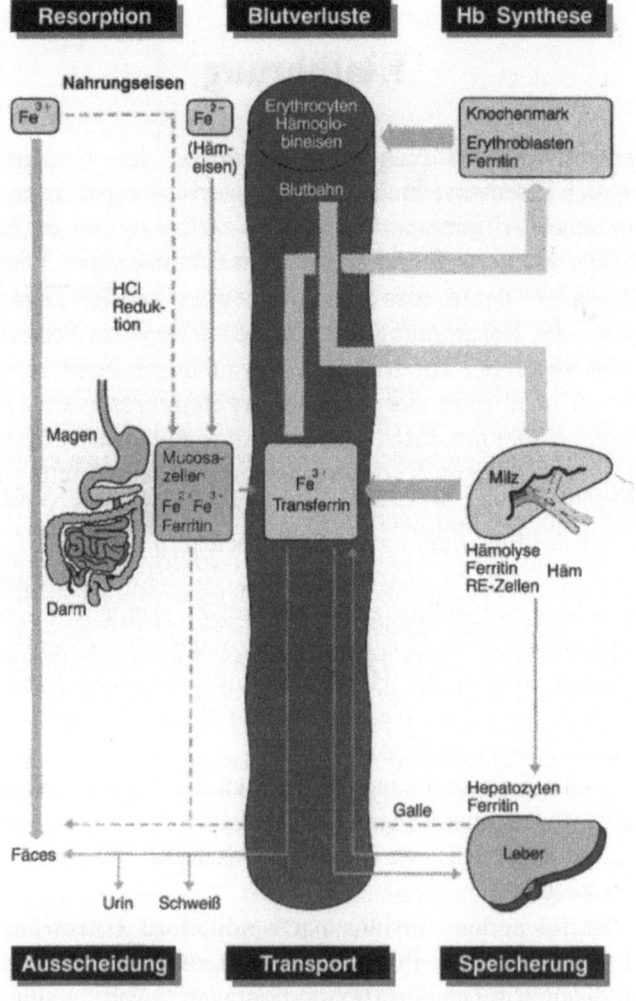

Abb. 1. Physiologische Grundlagen des Eisenstoffwechsels

Physiologische Grundlagen des Eisenstoffwechsels und der Erythropoese

Eisen ist als Bestandteil des Hämoglobins und der Zellhämine einer der wichtigsten Biokatalysatoren im menschlichen Organismus.

Eisenresorption

Die Eisenresorption des Organismus ist wegen der physikochemischen und physiologischen Eigenschaften der Eisenionen limitiert und überwiegend über eine Protein-Bindung des Fe^{2+}-Ions möglich (Abb. 2).
Eisen wird im Duodenum und oberen Jejunum hauptsächlich als Fe^{2+} resorbiert. Da Nahrungseisen jedoch überwiegend in der dreiwertigen Form vorliegt, muss es, abgesehen von dem hämgebundenen Fe^{2+}Anteil, zunächst, z. B. durch Ascorbinsäure (Vitamin C) reduziert werden. Das erklärt, warum in der Regel nur etwa 10 % des Nahrungseisens – das entspricht etwa 1 mg pro Tag – aufgenommen wird. Diese tägliche Eisenaufnahme repräsentiert nur ca. 0,25 Promille des durchschnittlichen Gesamtkörpereisenbestandes von ca. 4 g; das heißt ausreichende Eisenreserven können nur langfristig aufgebaut werden. In Abhängigkeit von resorptionshemmenden oder resorptionsfördernden Einflüssen im oberen Dünndarm unterliegt die tatsächliche Eisenaufnahme erheblichen Schwankungen. Resorptionshemmend wirken sich bei klinisch primär Gesunden folgende Fakto-

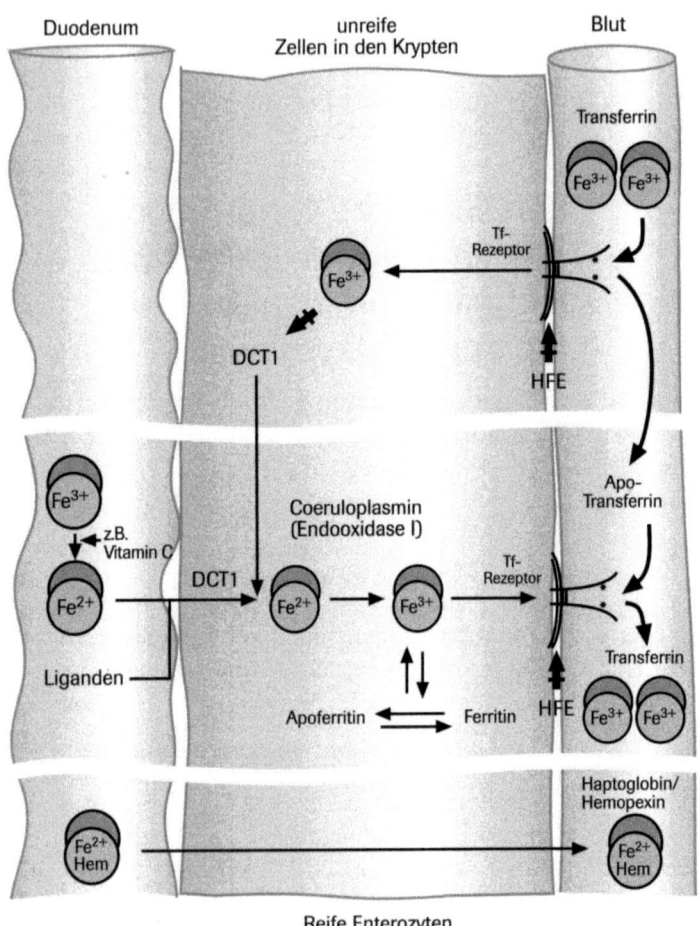

Abb. 2. Schema der intestinalen Eisenresorption

ren aus: verminderte Magensaftproduktion, niedriger Anteil zweiwertigen Nahrungseisens bei einseitiger Ernährung (z. B. bei Vegetariern) in der Nahrung, Komplexbildung bei starkem Kaffee- oder Teekonsum. Umgekehrt wirkt insbesondere die Kombination fleischreicher Ernährung mit hohem Hämeisenangebot und saurem, reduzierendem Milieu bei hohem Obst- und Gemüseanteil resorptionsfördernd.

Der Mechanismus der Eisen-Resorption ist durch die Arbeiten von Gunshin und Hediger (47) weitgehend geklärt. Es wird angenommen, dass er in zwei Schritten verläuft. Beim Eintritt in die Mukosazelle werden die Fe^{2+}-Ionen an Transportproteine (DCT1, JRPM) gebunden. Vor dem Übertritt ins Plasma werden sie durch Endoxidase I (= Coeruloplasmin) zu Fe^{3+} oxidiert und in dieser Form an Transferrin gebunden [47]. In gewissen Grenzen kann die Eisenresorption dem tatsächlichen aktuellen Eisenbedarf angepasst werden [104]. Eisenmangel, Anämie und Hypoxie führen über eine gesteigerte Transferrinsynthese zu einer erhöhten Resorptions- und Transportkapazität. Umgekehrt schützt die Mukosazelle den Körper vor einer ernährungsbedingten Eisenüberladung, indem sie nicht benötigtes Eisen als Ferritin abspeichert. Über das HFE-Protein, das den Transferrin-Rezeptor blockiert, kann der Transferringebundene Eisentransport und damit die Eisenresorption reguliert werden. Unreife Epithelzellen in den Krypten dienen dabei als Eisensensoren, eine hohe TfS (Transferrinsättigung) im Blut steuert die Synthese von DCT 1. Im Rahmen des physiologischen Zellumsatzes wird überschüssiges Eisen nach wenigen Tagen ausgeschieden. Die physiologischen Regulationsmechanismen können jedoch extreme Abweichungen des Eisenangebots langfristig nicht kompensieren und sind insbesondere bei schweren allgemeinen oder hämatologischen Systemerkrankungen nicht ausreichend wirksam.

Eisentransport

Der Eisentransport erfolgt normalerweise über die spezifische Bindung von Fe^{3+} an Transferrin im Blutplasma [24]. Der Fe^{3+}-Transferrinkomplex wird wiederum an spezifische Transferrin-Rezeptoren an Zellen der Zielorgane gebunden. Auf diese Weise ist eine gezielte, dem individuellen Bedarf der jeweiligen Zellen entsprechende Eisenaufnahme möglich. Lediglich bei

Eisenüberladungszuständen mit hoher Transferrinsättigung kommt es zu einer stärkeren unspezifischen Bindung an andere Transportproteine, wie z. B. Albumin.

Bei einem großen Angebot an Hämeisen wird ein Teil der Fe^2-Häm-Komplexe der Oxidation in der Mukosazelle entzogen und direkt durch die Bindung an Haptoglobin und Hämopexin zur Leber transportiert.

Transferrin und Eisenbindungskapazität

Transferrin wird in der Leber synthetisiert und hat im Blut eine Halbwertszeit von 8–12 Tagen. Es ist ein Glykoprotein mit einem Molekulargewicht von 80 k Daltons und hat eine elektrophoretische Beta-1-Mobilität. Die Synthese in der Leber kann je nach Eisenbedarf und Eisenreserven kompensatorisch reguliert werden. Außer im Blutplasma ist Transferrin in zahlreichen interstitiellen Flüssigkeiten sowie in einer neuraminsäurearmen,

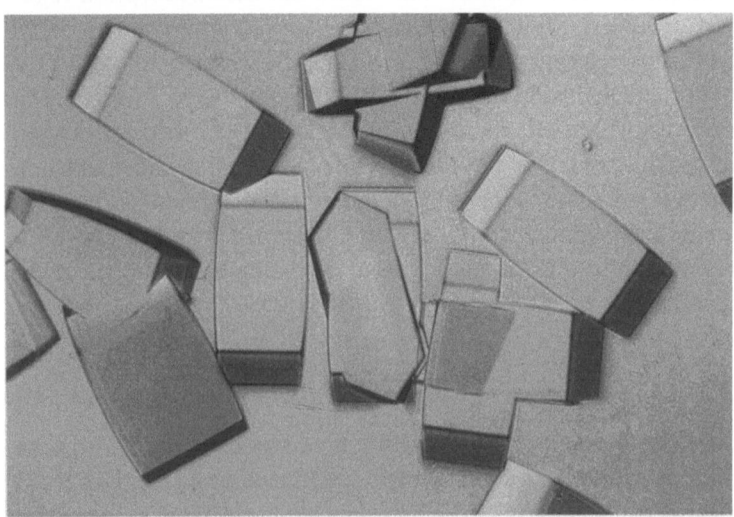

Abb. 3. Kristalle des Transferrin [nach Haupt H (1990) Behring Institut Mitteilungen 86: 1-66]

lokal synthetisierten Variante (Beta-2- bzw. t-Transferrin) auch im Liquor cerebrospinalis nachweisbar. Die zahlreichen Isoformen unterscheiden sich im Wesentlichen nur im isoelektrischen Punkt, nicht jedoch in ihren funktionellen und immunologischen Eigenschaften [24]. Sie sind daher weder methodisch noch zur Beurteilung des Eisenstoffwechsels von praktischem Interesse. Ausnahmen: CDT (Alkoholismus-Diagnostik); Beta-2-Transferrin (Liquior-Diagnostik). Jedes Transferrinmolekül kann maximal zwei Fe^{3+}-Atome binden, das entspricht etwa 1,5 µg Eisen pro mg Transferrin (Abb. 3).

Da Transferrin das quantitativ wichtigste Eisentransportprotein darstellt, ist mit Hilfe der immunologischen Transferrinbestimmung indirekt auch eine Bestimmung der gesamten spezifischen Eisen-Bindungs-Kapazität möglich. Diese Methode sollte wegen ihrer Praktikabilität, geringen Störanfälligkeit und hohen Spezifität zur Bestimmung des transferringebundenen Eisentransports verwendet werden. Sie hat die Bestimmung der Eisensättigung = totale Eisen-Bindungs-Kapazität (TEBK) und

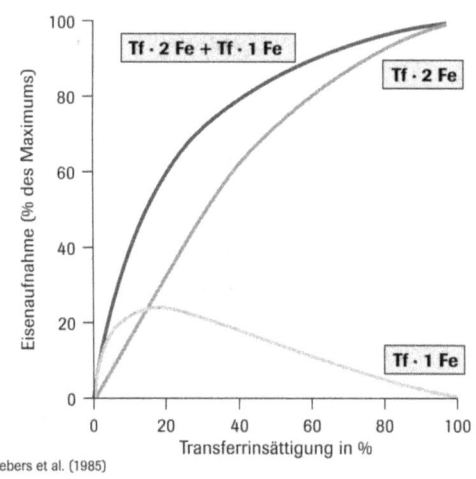

Nach H.Huebers et al. (1985)

Abb. 4. Eisen-Einbau in die erythropoetischen Vorläuferzellen in Abhängigkeit von der Transferrinsättigung

der latenten Eisen-Bindungs-Kapazität (LEBK) weitgehend überflüssig gemacht.

Die physiologische Transferrinkonzentration weist eine wesentlich höhere totale Eisenbindungs- und Transportkapazität auf als normalerweise benötigt wird. Deshalb ist der größere Teil der Bindungsstellen nicht abgesättigt. Der Anteil an Transferrin-Bindungsstellen, der nicht mit Eisen beladen ist, wird als latente Eisenbindungskapazität bezeichnet und aus der Differenz zwischen der totalen Eisenbindungskapazität und der Serumeisenkonzentration ermittelt.

Transferrinsättigung (TfS)

Die Bestimmung der prozentualen Transferrinsättigung hat dieses Vorgehen ersetzt. Hierbei wird in der Regel die unspezifische Eisenbindung anderer Proteine nicht miterfasst und somit nur die physiologisch wirksame Eisenbindung gemessen. Außerdem lassen sich auf diese Weise Schwankungen der Transferrinkonzentration, die nicht von Regelmechanismen des Eisenstoffwechsels herrühren, für die Beurteilung eliminieren.

Die gesamte Eisenbindungskapazität ist normalerweise nur zu etwa einem Drittel mit Eisen gesättigt. Während die Transferrinkonzentration im Bereich von 2,0–4,0 g/l ohne nennenswerte kurzfristige Schwankungen konstant gehalten wird, ändert sich mit dem Eisengehalt des Plasmas auch die Transferrinsättigung rasch in Abhängigkeit von der Tageszeit, dem aktuellen Eisenbedarf sowie mit der Aufnahme von Nahrungseisen (ca. 15–45 %). Der Gesamtbestand an transferringebundenem Transporteisen im Blutplasma eines gesunden Erwachsenen beträgt nur etwa 4 mg, das ist nur ein Promille des Gesamtkörpereisenbestandes.

Die sehr geringe Plasma-Eisen-Konzentration und deren kurzfristige Schwankungen machen deutlich, dass weder die Bestimmung des Plasma-Eisens noch die Bestimmung der Transferrinsättigung ein repräsentatives Bild der Gesamtkörpereisenreserven vermitteln können. Die Beurteilung des Füllungszustands der Eisenspeicher ist nur durch die Bestimmung des Speicherproteins Ferritin möglich. Erst in der zweiten Stufe der Diagnostik haben beide vorgenannten Kenngrößen bei der Differenzierung von Zuständen mit hoher Plasmaferritinkonzentration eine gewisse Bedeutung (siehe Eisenverteilungsstörungen und Eisenüberladung). Der Ermittlung der Transferrinsättigung ist dabei der Vorzug vor der alleinigen Eisenbestimmung zu geben, da die Einflüsse unterschiedlicher Blutabnahmetechnik, der unterschiedliche Hydratationszustand des Patienten sowie unterschiedliche Transferrinkonzentrationen dadurch eliminiert werden können.

Transferrin-Rezeptor (TfR)

Alle Gewebe bzw. Zellen mit Eisenbedarf regeln ihre Eisenaufnahme durch Expression des Transferrin-Rezeptors auf der Zelloberfläche. Der größte Anteil des Eisens wird zur Hämoglobinsynthese in den Vorläuferzellen der Erythropoese des Knochenmarkes benötigt. Deshalb sind etwa 80 % der Transferrin-Rezeptoren des Körpers auf diesen Zellen zu finden. Grundsätzlich sind alle Zellen in der Lage, die individuelle Transferrin-Rezeptor-Expression entsprechend dem aktuellen Eisenbedarf bzw. der Eisenversorgung auf zellulärer Ebene zu regulieren. Ein kleiner, jedoch repräsentativer Anteil dieser Transferrin-Rezeptoren wird auch als sogenannter löslicher Transferrin-Rezeptor in das Plasma abgegeben und kann dort mit immunchemischen Methoden in einer Konzentration von einigen Milligramm pro Liter nachgewiesen werden. Es handelt sich dabei um ein dimeres Protein von etwa 190 k Daltons Molekulargewicht, jede der beiden Untereinheiten ist in der Lage, ein Molekül Transferrin zu binden [134].

Im Eisensstoffwechsel fällt dem Transferrin-Rezeptor eine zentrale Rolle in der Eisenversorgung der Zelle zu. Der Transport der Fe-Ionen im Blutplasma erfolgt über die spezifische Bindung von Fe^{3+}-Ionen an Transferrin, pro Proteinmolekül können maximal zwei Fe^{3+}-Ionen transportiert werden. Die Affinität des membrangebundenen Transferrin-Rezeptors zum Transferrin-Fe-Komplex beim schwach alkalischen pH-Wert des Blutes hängt von der Fe-Beladung des Transferrins ab, bei geringer Beladung ist sie gering, einen Extremwert erreicht sie bei der Tf-Beladung mit 2 Fe-Ionen (Abb. 4).

Der TfR-Tf-Fe-Komplex wird durch das „endocytic residue" über einen pH-Gradienten in die Zelle geschleust. Beim Wechsel des pH-Wertes vom alkalischen Blut-pH zum sauren pH-Wert des Endosoms ändern sich die Bindungsverhältnisse, Fe-Ionen dissoziieren spontan vom Transferrin, während sich die Bindung zwischen Tf und TfR festigt. Erst in dem Schritt in umgekehrter Richtung zerfällt der TfR-Tf-Komplex nach pH-Wechsel auf der Zellmembran im alkalischen Blut-pH und Transferrin steht im Blut für den Fe-Transport wieder zur Verfügung [36].

Die Expression des Transferrin-Rezeptors ist über die Konzentration der Fe-Ionen reguliert. Ist der Fe-Bedarf der Zelle groß, die Fe-Konzentration dagegen gering, steigt die TfR-Expression und dazu parallel die Konzentration von löslichem Serum-Transferrin-Rezeptor. Umgekehrt sind bei Eisenüberladung die TfR-Konzentration als auch die Konzentration von löslichem TfR gering.

Nachdem die Konzentration des löslichen Transferrin-Rezeptors die Gesamtzahl der zellständigen Transferrin-Rezeptoren widerspiegelt und diese wiederum im Normalfall ganz überwiegend auf erythropoetischen Zellen im Knochenmark lokalisiert sind, gibt somit die Transferrin-Rezeptor-Konzentration bei Gesunden mit ausreichender Eisenversorgung am ehesten die Erythropoeseaktivität wieder [8, 59, 134].

Eisenspeicherung

Wegen der sehr beschränkten Eisenresorptionskapazität kann der durchschnittliche Eisenbedarf nur durch äußerst ökonomische Wiederverwertung von Funktionseisen gedeckt werden. Die Speicherung geschieht in Form von Ferritin bzw. dessen halbkristallinem Kondensationsprodukt Hämosiderin in Leber,

Milz und Knochenmark [35]. Prinzipiell ist jede Zelle befähigt, ein Überangebot an Eisen durch Synthese von Ferritin aufzunehmen [137]. Die grundlegenden Mechanismen sind bei allen Zelltypen identisch (Abb. 5). Der Transferrin-Fe^{3+}-Komplex wird am Transferrin-Rezeptor der Zellmembran gebunden. Durch die Transferrin-Rezeptor-Expression kann dabei die Eisenaufnahme reguliert werden [20]. Eisen induziert an den zytoplasmatischen Ribosomen unmittelbar die Synthese von Apoferritin, dem eisenfreien Proteinanteil des Ferritins. In der Mehrzahl der Stoffwechselsituationen wird ein repräsentativer Anteil des synthetisierten Ferritins an das Blutplasma abgegeben [37]. Die Serumferritinkonzentration spiegelt den Füllungszustand der Gesamtkörpereisenspeicher korrekt wider (Ausnahme: Eisenverteilungsstörungen). Dies ist durch Vergleichsuntersuchungen mit Eisenbestimmungen aus Knochenmarksaspiraten experimentell belegt [39, 66]. In der klinischen Diagnostik sollte deshalb zur Beurteilung der Eisen-

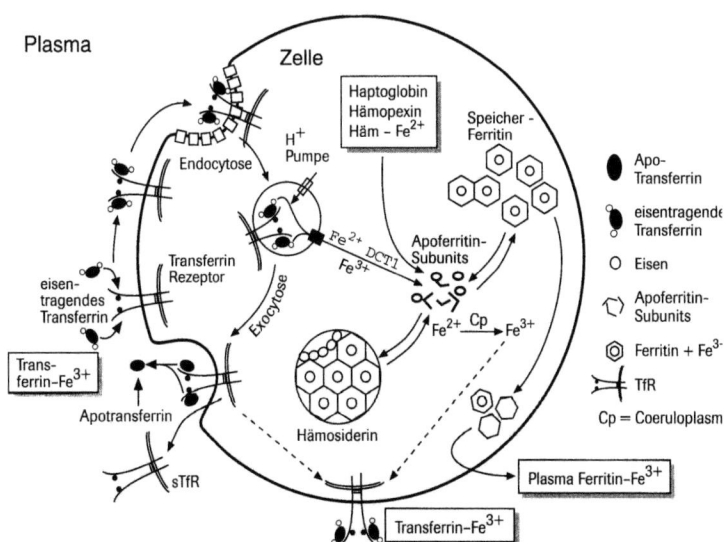

Abb. 5. Schema der zellularen Eisenspeicherung und Ferritinsynthese

reserven – z. B. im Rahmen einer Anämieabklärung – Ferritin als Kenngröße der ersten Wahl bestimmt werden.

Die Beziehung zwischen Eisenreserven und Serumferritin gilt für alle Stadien des Eisenmangels, den Normalzustand und alle Formen einer Eisenüberladung. 1 ng/ml Serumferritin entspricht ca. 10 mg Eisenreserven. Dies kann sowohl zur Abschätzung des Substsitutionsbedarfs bei Eisenmangel als auch des Eisenüberschüsses bei Eisenüberladung sowie zur Verlaufskontrolle dieser Erkrankungen verwendet werden.

Neben den allgemeinen Mechanismen der zellulären Eisenspeicherung und -aufnahme besitzen Leber und Milz zusätzlich noch spezialisierte Stoffwechselwege. Zum Beispiel sind Hepatozyten in der Lage, Haptoglobin- bzw. Hämopexin-gebundenes Hämoglobin- bzw. Häm-Fe^{2+} aus intravasaler Hämolyse oder aus gesteigerter Hämresorption zu Ferritin-Fe^{3+}-Speichereisen umzuwandeln. Dagegen findet der reguläre Abbau überalterter Erythrozyten und der damit verknüpfte Umbau von Fe^{2+}-Hämoglobin zu Fe^{3+}-Ferritin-Speichereisen vorwiegend in der retikulo-endothelialen Zellen der Milz statt. Für die Oxydation von Fe^{2+} ist auch hier das Coeruloplasmin entscheidend.

Ferritin und Isoferritine

Ferritin ist ein Makromolekül mit einem Molekulargewicht von mindestens 440 k Daltons (abhängig vom Eisengehalt) und besteht aus einer Proteinhülle (Apoferritin) von 24 Untereinheiten und einem Eisenkern mit durchschnittlich ca. 2500 Fe^{3+}-Ionen (bei Leber- und Milzferritin) (Abb. 6). Ferritin neigt zur Bildung von Oligomeren (ca. 10–15 %) und bei Überangebot in den Zellen der Speicherorgane zur Kondensation zu halbkristallinem Hämosiderin in den Lysosomen.

Mit der isoelektrischen Fokussierung können mindestens 20 Isoferritine unterschieden werden [3] (Abb. 7 und Abb. 8). Die Mikroheterogenität ist auf den unterschiedlichen Gehalt an sauren H- und schwach basischen L-Untereinheiten zurückzuführen. Die basischen Isoferritine übernehmen die Eisen-Lang-

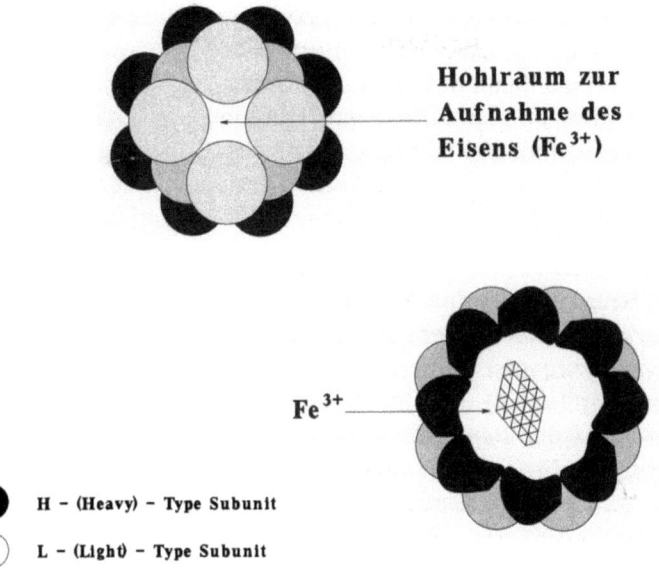

- H – (Heavy) – Type Subunit
- L – (Light) – Type Subunit

Abb. 6. Aufbau des Ferritinmoleküls

Trennverhalten durch Isoelektrofokussierung (pH 3,5 – 9,5)

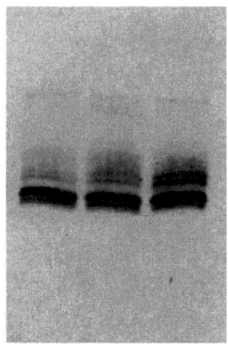

1. Herz-Ferritin
2. Leber-Ferritin
3. Milz-Ferritin

Abb. 7. Isoelektrische Fokussierung von sauren (oben) und basischen (unten) Isoferritinen

zeitspeicherfunktion und sind vorwiegend in Leber, Milz und Knochenmark nachweisbar. Diese Gruppe der Speicherferritine wird mit den handelsüblichen, auf Leber- und/oder Milzferritinpräparationen standardisierten Immunoassays erfasst, so dass deren Bestimmung im Plasma verlässliche Rückschlüsse auf die Eisenreserven erlaubt [22]. Eine Neustandardisierung auf der Basis des rekombinanten L-Ferritin-WHO-Standards wird angestrebt.

Saure Isoferritine finden sich vorwiegend in Herzmuskel, Plazenta, Tumorgewebe sowie in kleineren Mengen auch in den Speicherorganen. Sie sind eisenärmer und fungieren vermutlich als Eisenüberträger bei Syntheseprozessen [62]. Im Gegensatz zu den basischen Isoferritinen werden sie von kommerziell erhältlichen Immunoassays kaum erfasst. Zur selektiven Bestimmung müssten entsprechende, hochspezifische Antiseren verwendet werden (Abb. 8).

Ferritin

Eisenspeicherprotein
Molekulargewicht ≥ 440 kD

Isoferritine

basische Isoferritine	saure Isoferritine
eisenreich	eisenarm
Leber	Plazenta
Milz	Herz
Knochenmark	Tumore

Plasmaferritin ist basisch, korreliert mit Gesamt-Körpereisenspeichern (Ausnahme: Eisenverteilungsstörungen)

Abb. 8. Klinisch bedeutsame Charakterisitika des Speicherproteins Ferritin

Eisenverteilung

Aus Abb. 9 geht hervor, dass der größteTeil (etwa 2500 mg) des Gesamteisenbestandes hämoglobingebunden als Funktionseisen in den Erythrozyten vorliegt. Weitere 400 mg werden als Funktionseisen in Myoglobin und verschiedenen Enzymen benötigt. Bei ausreichender Eisenversorgung (Männer und Frauen nach der Menopause) werden darüber hinaus beträchtliche Mengen als basisches Ferritin (ca. 800–1200 mg) in den Depotorganen

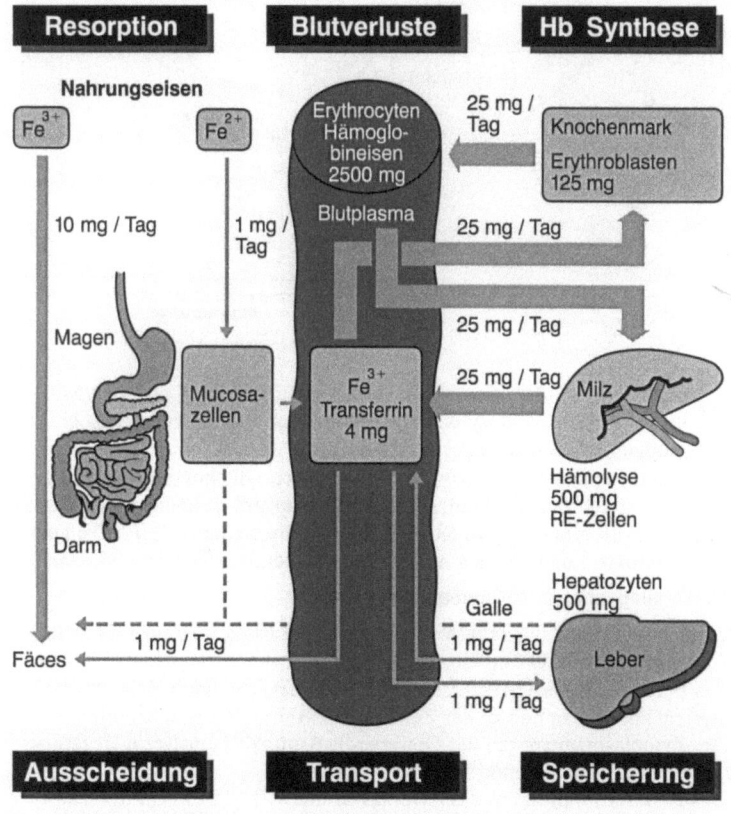

Abb. 9. Bilanz des Eisenstoffwechsels

Leber, Milz und Knochenmark gespeichert [37]. Demgegenüber ist nur ein Bruchteil (ca. 4 mg) des Gesamtkörpereisenbestandes transferringebundenes Transporteisen im Blutplasma. Dies macht nochmals deutlich, dass die Eisenbestimmung im Plasma kein repräsentatives Bild des Füllungszustandes der Eisenspeicher vermittelt (Abb. 10).

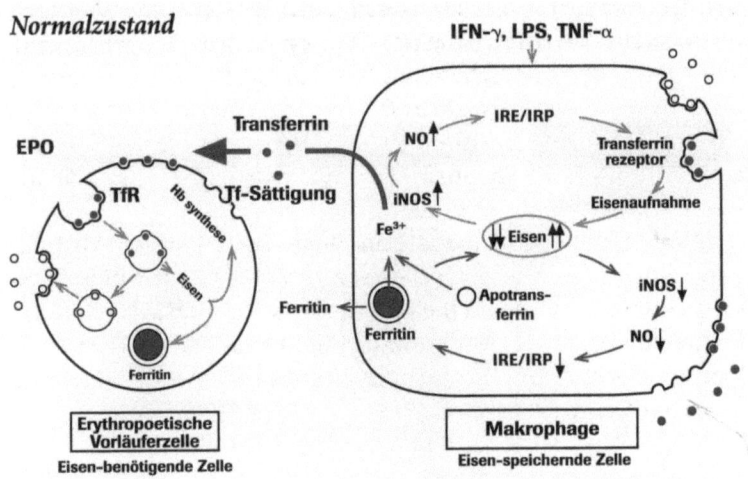

Abb. 10. Modell der Autoregulation von Eisenstoffwechsel und NO/NOS-Zyklus in aktivierten Monozyten/Makrophagen und der Versorgung einer Eisen-benötigenden Zelle [140].
Abkürzungen: *IFN-γ* Interferon γ, *iNOS* induzierte Stickoxydsynthase; *IRE* auf Eisen reagierendes Element; *IRE/IRP* hochaffine Bindung von Eisen-regulierendem Protein (IRP) an IREs; *LPS* Lipopolysaccharid; *TNF-α* Tumor-Nekrose-Faktor α; ↑ und ↓ zeigen Anstieg oder Abnahme zellulärer Reaktionen.
Versorgung einer Eisen-benötigenden Zelle.
Zeichenerklärung: ᴗ Transferrin-Rezeptor; ● Eisen tragendes Transferrin; ○ Apotransferrin; ⊙ Ferritin.
Als Ferritin gespeichertes Eisen einer Eisen-speichernden Zelle wird an Transferrin abgegeben und zu der Zelle transportiert, die Eisen benötigt.
Die Zytoplasmamembran der Gewebezellen enthält Transferrin-Rezeptoren, an die das Eisen tragende Transferrin bindet.
Das Endosom wandert in das Zytoplasma und setzt dort Eisen frei.
Es kehrt zur Zytoplasmamembran zurück und Apotransferrin wird nach extrazellulär abgegeben.

Eisenbedarf

Die beschriebene Eisenverteilung gilt nur für gesunde, erwachsene Männer sowie Frauen nach der Menopause mit einem Ersatzeisenbedarf von maximal 1 mg pro Tag. Dagegen besteht bei Jugendlichen, menstruierenden Frauen, Schwangeren, Blutspendern, bei extremer körperlicher Belastung durch anabole Stoffwechselprozesse oder durch Eisenverluste ein erhöhter Eisenbedarf von bis zu 5 mg pro Tag. Ein derartiger Mehrbedarf kann auch bei ausreichendem Eisenangebot in der Nahrung nicht immer durch vermehrte Resorption gedeckt werden. Dies führt zu einer zunehmenden Entleerung der Eisenspeicher und kann bei längerfristiger unzureichender Eisenzufuhr einen manifesten Eisenmangel verursachen.

Bei erhöhtem Eisenbedarf durch die o.g. Ursachen wird die Transferrin-Rezeptor-Expression hochreguliert, parallel dazu steigt entsprechend auch die Konzentration des löslichen Transferrin-Rezeptors im Plasma. In der Mehrzahl der Fälle ist auch hier eine gesteigerte Erythropoese die Hauptursache für den erhöhten Eisenbedarf.

Eisenverluste

Eisen wird über den Darm – zum Teil auch über Urin und Schweiß – in einer Gesamtmenge von ca. 1 mg pro Tag ausgeschieden. Menstruierende Frauen verlieren monatlich 30-60 ml Blut mit etwa 15-30 mg Eisen. Bei ausreichendem Eisenangebot in der Nahrung können diese Verluste durch vermehrte Resorption ausgeglichen werden.

Hypermenorrhoe prädestiniert – insbesondere in Kombination mit einseitigen Ernährungsgewohnheiten – zum Eisenmangel. Zu häufiges Blutspenden ist ebenfalls in vielen Fällen Ursache von Eisenmangel.

Erythropoese

Physiologische Zellreifung

Bei einer durchschnittlichen Blutmenge von 5 l und einer Erythrozytenzahl von $5 \times 10^6/\mu l$ verfügt ein Erwachsener über insgesamt $2,5 \times 10^{13}$ Erythrozyten. Da die mittlere Lebensdauer normalerweise 120 Tage beträgt, erfordert die Aufrechterhaltung dieses Erythrozytenpools eine tägliche Neubildung von ca. 2×10^{11} Erythrozyten. Um diese Leistung erbringen zu können, müssen ca. 20–30 % der Knochenmarksstammzellen zu Zellen der Erythropoese differenzieren. Nach Zellmorphologie und biochemischer Synthesekapazität lassen sich unterschiedliche Reifungsstufen unterscheiden. Die unreifen kernhaltigen Zellen wie Proerythroblasten und Erythroblasten (Makroblasten) sorgen mit ihrer hohen DNA-, RNA- und Proteinsynthesekapazität für eine ausreichende Proliferation der Erythrozytenvorstufen.

Voraussetzung dafür ist jedoch eine ausreichende Verfügbarkeit von Cobalamin (Vitamin B_{12}) und Folsäure, die als Überträger von C1 Einheiten bei der Nucleinsäuresynthese fungieren. Die Versorgung mit Vitamin B_{12} (Tagesbedarf ca. 2 µg) erfolgt überwiegend über tierische Nahrungsmittel. Die Resorption im terminalen Ileum setzt eine ausreichende Produktion von „Intrinsic-Faktor" durch die Belegzellen im Fundus-Korpus-Bereich des Magens voraus. Dagegen wird Folsäure (Tagesbedarf > 200 µg) überwiegend durch pflanzliche Nahrung sowie, vermutlich der größte Anteil, über die Synthese durch Darmbakterien bereitgestellt und im Jejunum resorbiert. Eine Speicherung beider Vitamine geschieht zu einem erheblichen Anteil in der Leber.

Auf der Reifungsstufe des Normoblasten findet dann die Hämoglobinsynthese statt, was sich morphologisch in der Umwandlung vom sog. basophilen zum oxyphilen Normoblasten (mit rotem Zytoplasma) zeigt. Ist der Normoblast mit Hämoglobin aufgefüllt, können der Zellkern und die Mitochondrien ausgestoßen werden, und die Zelle verlässt als sog. Reikulozyt das

Knochenmark. Sie hat damit die meisten biochemischen Syntheseleistungen sowie die Teilungsfähigkeit verloren und zirkuliert als hochspezialisierter, nahezu ausschließlich dem Sauerstofftransport dienender reifer Erythrozyt im peripheren Blut. Alle nicht primär hämolytisch bedingten Anämien haben dementsprechend ihre Wurzel in Zellproliferations- oder Hämoglobinsynthesestörungen sowie Mangelerscheinungen bereits auf Knochenmarksebene. Die Retikulozytenzahl dient dabei als einfachstes Maß der Blutneubildung und ist wesentlich für diese Unterscheidung.

Hämoglobinsynthese

Hämoglobin besteht zu über 90 % aus Protein, und zwar beim Feten aus 2 α- und 2 γ-Polypeptidketten (sog. HbF), beim Erwachsenen dagegen überwiegend aus 2 α- und 2 β-Ketten

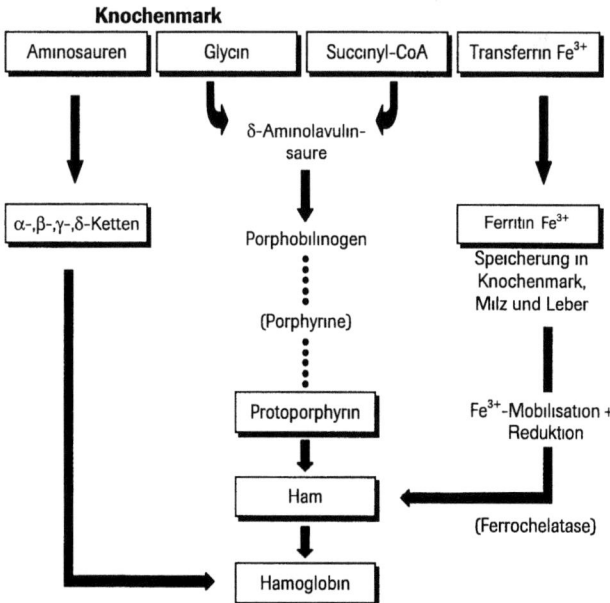

Abb. 11. Hämoglobinsynthese

(HbA0) sowie zu einem kleinen Teil aus 2α- und 2δ-Ketten (HbA2). Jede dieser Ketten trägt als prosthetische Gruppe ein Häm, das wiederum ein Molekül Sauerstoff zu binden vermag. Das gesamte Molekulargewicht dieses Tetramers beträgt etwa 68 k Daltons. Die Ausbildung der normalen Quartärstruktur hängt nicht nur von einer regelrechten Synthese der Proteinketten, sondern auch des Porphyrinanteils sowie insbesondere einer ausreichenden Verknüpfung des Häm- und Proteinanteils durch Eisen, was auch die Sauerstoffbindung gewährleistet, ab [119]. Eine Übersicht über die Hämoglobinbiosynthese gibt Abb. 11.

Erythropoetin

Erythropoetin (EPO) ist ein Glycoprotein mit dem Molekulargewicht von 30 400 Daltons (Abb. 12). Als hämatopoetischer Wachstumsfaktor reguliert das Hormon die Bildung der Erythrozyten mit dem Ziel, die Erythrozytenmasse des Körpers konstant zu halten. Die Synthese des Erythropoetins wird durch eine Gewebshypoxie ausgelöst, wenn die Sauerstoffsättigung des Hämoglobins einen Schwellenwert unterschreitet [33].

Das hauptsächlich in den Nieren gebildete EPO stimuliert die Proliferation und die Differenzierung der Stammzellen im Knochenmark in Richtung Erythropoese, beschleunigt die Hämoglobin-Synthese und TfR-Expression [140], verkürzt den Reifeprozess der Erythroblasten und stimuliert die Freisetzung der Retikulozyten aus dem Knochenmark (Abb. 13).

In der klinischen Diagnostik lag der Schwerpunkt der Erythropoetinbestimmung bisher in der Differentialdiagnose von Polyglobulien, mit der reaktive Formen mit vermehrter Erythropoetinproduktion (z. B. Lungenerkrankungen mit Hypoxie oder paraneoplastische Erythropoetinproduktion) von autonomen Formen (myeloproliferative Syndrome wie z. B. Polyzythämia vera) unterschieden werden konnten. Bei der renalen Anämie kann im Regelfall eine verminderte Erythropoetinsynthese als

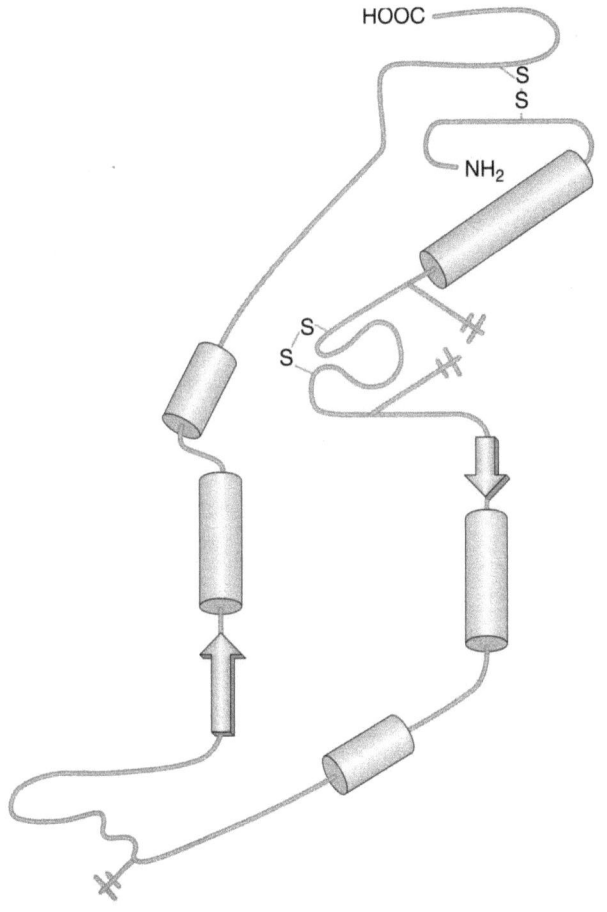

Abb. 12. Molekulmodell von Erythropoetin [aus: Wieczorek K, Hirth P, Schöpe KB, Scigalla P, Krüger D (1989) Molekulare Biologie von Erythropoetin. In: Gurland S (Hrsg), Innovative Aspekte der klinischen Medizin, Bd 1. Springer, Berlin Heidelberg New York Tokyo, S 55–70]

Hauptursache *a priori* angenommen werden. In allen Fällen, in denen nicht ein echter Erythropoetinmangel, sondern eine funktionell begründete, unzureichende Erythropoetinantwort (normale Erythropoetinspiegel bei gleichzeitiger Anämie) vorliegt,

Physiologische Grundlagen des Eisenstoffwechsels

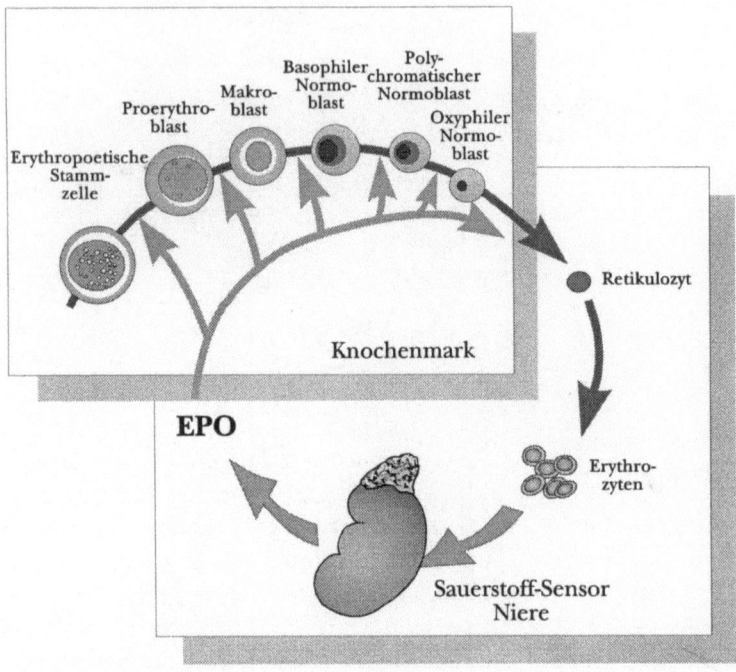

Abb. 13. Stimulation und Regulation der Erythrozyten-Bildung durch Erythropoetin

ist ggfs. die Erythropoetinbestimmung geeignet, diese inadäquate Erythropoetinantwort aufzudecken und eine prognostische Aussage in Bezug auf das Ansprechen der Erythropoetintherapie zu ermöglichen. In allen diesen Fällen ist eine Bewertung des Erythropoetinspiegels nur bei gleichzeitiger Kenntnis des Blutbildes und insbesondere der Hämoglobinkonzentration bzw. des Hämatokritwertes sinnvoll.

Erythrozytenabbau

Phagozytose überalterter Erythrozyten

Im Rahmen des physiologischen Alterungsprozesses verlieren die zirkulierenden Erythrozyten mehr und mehr die terminalen Neuraminsäurereste ihrer Membran-Glykoproteine, was zu einer zunehmenden Anlagerung von IgG führt. Diese veränderte Membranoberflächenstsruktur stellt nun für die Makrophagen vor allem der Milz sowie auch der Leber das Signal zur Phagozytose der überalterten Erythrozyten dar. Physiologischerweise geschieht dies nach etwa 120 Tagen, so dass täglich 0,8 % des Erythrozytenpools oder 2×10^{11} Erythrozyten abgebaut werden, was mit der täglichen Neubildungsrate im Gleichgewicht steht.

Hämoglobinabbau

Der Globinanteil des Hämoglobins wird durch Proteasen zu Aminosäuren hyddrolisiert, die damit entweder für die Neusynthese von Proteinen zur Verfügung stehen oder durch Desaminierung weiter abgebaut werden. Das freiwerdende Fe^{2+} muss äußerst ökonomisch wiederverwertet und, um toxische Effekte zu vermeiden, zur Zwischenspeicherung nach Oxydation zu Fe^{3+} in basische Isoferritine eingebaut werden. Dabei dienen insbesondere die Makrophagen des RES (retikuloendothelial-histiozytäres System) der Milz als Kurzzeitspeicher, aus denen ferritingebundenes Eisen wieder mobilisiert und über Transferrin zur Hb-Neusynthese zum Knochenmark transportiert werden kann. Bei physiologischer Hämolyserate werden täglich etwa 6,5 g Hämoglobin abgebaut und dementsprechend auch neu synthetisiert, was einem Eisenumsatz von ca. 25 mg/24 h entspricht [113, 119]. Dies macht angesichts einer täglichen Eisenresorption von 1 mg nochmals deutlich, dass der Eisenbedarf nur durch sorgfältige Wiederverwertung gedeckt werden kann. Der Porphyrinring des Häms wird über Biliverdin zu Bilirubin abgebaut. Da das nicht glucuronierte Bilirubin nicht wasserlöslich ist, muss es zur Ausscheidung zunächst albumingebunden zur Leber transportiert und dort durch Konjugation an Glucuronsäure in eine ausscheidungsfähige Form überführt werden (Abb. 14).

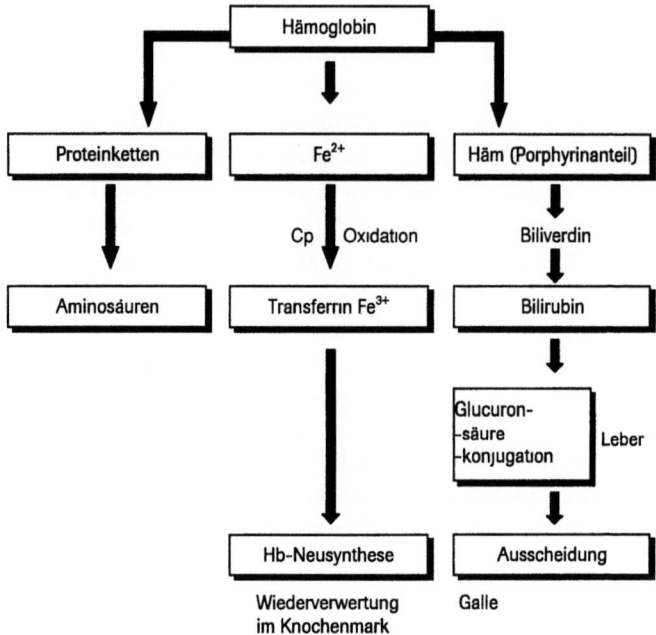

Abb. 14. Hämoglobinabbau

Eisenstoffwechselstörungen / Erythropoesestörungen und Hämolyse

Störungen der Eisenbalance des Körpers

Störungen der Eisenbalance des Körpers lassen sich häufig durch die meist gegenläufige Regulation der Synthese von Ferritin, dem Eisenspeicherprotein einerseits, und dem Transferrin-Rezeptor, dem Indikator des Eisenbedarfs und der Erythropoeseaktivität, beschreiben. Dies gilt insbesondere dann, wenn einfache Eisenstoffwechselstörungen wie Eisenmangel oder die Eisenüberladung nicht durch zusätzliche Erkrankungen, wie Entzündungen, Tumoren oder Niereninsuffizienz kompliziert werden. So führt z. B. der Mangel an intrazellulären Eisenionen beim echten Speicher-Eisenmangel zu einer Drosselung der Apo-Ferritin-Synthese und folglich auch zu einer verminderten Ferritinfreisetzung in das periphere Blut. Kompensatorisch reguliert die Zelle die Transferrin-Rezeptor-Expression hoch um den eigenen Eisenbedarf bei erschöpften Eisenreserven und niedriger Transferrinsättigung noch decken zu können. Dies führt dann auch zu einer erhöhten Konzentration an löslichem Transferrin-Rezeptor im Blut. Diese gegensinnige Regulation findet sich bereits beim latenten Eisenmangel, d. h. bereits vor Entwicklung einer hypochromen Anämie. Sind die genannten Veränderungen noch nicht sehr ausgeprägt, so kann in Zweifelsfällen der Quotient aus Transferrin-Rezeptor und Ferritinkonzentration diesen Zustand deutlicher erkennen lassen. Das Transporteisen, definiert durch die Transferrinsättigung, trägt zusätzlich zur Stadieneinteilung bei.

Die genannten Dysregulationen finden sich in umgekehrter Weise bei der einfachen Eisenüberladung (z. B. primäre Hämochromatose), falls diese nicht mit einer chronischen Entzündung, einer malignen Erkrankung, einer Erythropoesestörung oder Hämolyse assoziiert ist. In diesem Falle reagieren sowohl Ferritin als auch Transferrin-Rezeptor relativ träge, da eine signifikante Akkumulation vom intrazellulären Eisen Voraussetzung für eine Induktion der genannten Regulationsmechanismen ist. Hierfür ist die erhöhte Transferrinsättigung der sensitivste Parameter in der Früherkennung.

Die beschriebene gegenläufige Regulation der Ferritin- und Transferrin-Rezeptor-Synthese ist immer dann gestört, wenn als Folge chronischer Entzündungen oder bei Tumoren eine Eisenumverteilung in die Speicher stattfindet, wenn als Folge einer hämolytischen Anämie oder einer Erythropoetin-Therapie eine vermehrte Erythropoeseaktivität vorliegt, oder wenn als Folge von Knochenmarkserkrankungen (z. B. MDS) eine gesteigerte, jedoch ineffektive Erythropoese sekundär zu einer Eisenüberladung führt. Dieses paradoxe Reaktionsmuster kann jedoch diagnostisch bedeutsam werden, um einen erhöhten Eisenbedarf trotz ausreichender oder sogar vermehrter Eisenreserven, insbesondere unter Erythropoetintherapie, zu erkennen.

Tabelle 1. Ferritin im Vergleich mit löslichem Transferrin-Rezeptor (sTfR)

	Ferritin Eisenspeicher	sTfR Eisenbedarf
Eisenmangel	↓	↑
Eisenüberladung	↑	n - ↓ (außer Hämolyse)
Eisenverteilungsstörung (ACD)	↑	n
Eisenverwertungsstörungen (inkl. MPS, MDS)	n - ↑	n - ↑ (außer renale und aplastische Anämie)
Hämolyse	n - ↑	↑
Renale Anämie (ohne EPO)	n - ↑	↓
Aplastische Anämie	↑	↓

Eisenmangel

Bereits unter physiologischen Bedingungen kann es bei erhöhtem Eisenbedarf und/oder vermehrten Eisenverlusten (in der Pubertät, bei menstruierenden Frauen, Schwangeren, Blutspendern oder Leistungssportlern) zu einem Eisenmangel kommen. Die Eisenbilanz wird oft bei einseitiger Ernährung durch Mangel an resorbierbarem Eisen verschlechtert.

Zunächst entsteht ein Mangel an Depoteisen (prälatenter Eisenmangel). Er spiegelt sich in einer erniedrigten Plasma-Ferritinkonzentration wider. Bei völliger Entleerung der Eisenspeicher entsteht ein Transporteisenmangel bei gerade noch ausreichender Hämoglobinsynthese (latenter Eisenmangel). Dieser Zustand kann jedoch bei zusätzlichen Belastungen oder Eisenverlusten dekompensieren und in einen manifesten Eisenmangel mit hypochromer, mikrozytärer Anämie übergehen. Letzteres tritt häufiger bei pathologischen, chronischen Blutverlusten, insbesondere im Rahmen von Ulcera oder Tumoren im Magen-Darm-Trakt und Urogenitaltrakt sowie bei Eisenresorptionsstörungen (z. B. nach Resektion im oberen Gastrointestinaltrakt oder bei chronisch-entzündlichen Dünndarmerkrankungen) auf.

Alle Formen des Eisenmangels lassen sich durch folgendes Befundmuster klinisch-chemisch nachweisen: erniedrigte Ferritinkonzentration mit kompensatorisch erhöhtem Transferrin und niedriger Transferrinsättigung (unterschiedliche Ausprägungen: siehe Kapitel *Diagnostische Strategien*). Die erniedrigte Ferritinkonzentration ist die einzige Kenngröße, die Eisenmangelzustände sicher erkennen lässt. Sie gestattet eine Unterscheidung von anderen Ursachen einer hypochromen Anämie, wie z. B. chronische Entzündungen und Tumoren [55] (Tabelle 1).

Eisenmangel, gleich welcher Ursache, führt ebenfalls zu einer gesteigerten Expression des Transferrin-Rezeptors und entsprechend einer erhöhten Konzentration des löslichen Transferrin-Rezeptors im Plasma. In diesen Fällen besteht dann keine Korrelation mehr zwischen Transferrin-Rezeptor und Erythropoeseaktivität. Alle Formen des einfachen Speichereisenmangels können mit ausreichender Sicherheit über eine erniedrigte Plasmaferritinkonzentration nachgewiesen werden. Die Messung des löslichen Transferrin-Rezeptors bietet hier keinen fassbaren Vorteil. Dagegen zeichnet sich ab, dass in Fällen mit funktionellem Eisenmangel, d. h. Eisenverteilungs- und Eisenverwertungsstörungen, eine erhöhte Konzentration an löslichem Transferrin-Rezeptor möglicherweise empfindlich die relative Eisenunterversorgung der Erythropoese bzw. die mangelnde Eisenmobilisierung anzeigt.

Tabelle 2. Charakteristische Veränderungen von Kenngrößen bei Eisenstoffwechselstörungen (↑ = erhöht, ↓ = erniedrigt, n = normal)

	Ferritin	Transferrin	Eisen	Transferrinsättigung	Blutbild und andere Befunde
Eisenmangel	↓	↑	n - ↓	↓	hypochrome Anämie
Eisenverteilungsstörung	↑	n - ↓	n - ↓	n - ↓	hypochrome Anämie
Tumor Entzündung	(Ferritin ↑ täuscht Eisenüberladung vor)				
Eisenüberladung					
Hämolyse	↑	n - ↓	n - ↑	n - ↑	Retikulozyten ↑ Hämolysezeichen
Ineffektive Erythropoese	↑	n - ↓	n - ↑	n - ↑	Retikulozyten ↓ BB je nach Grundkr.
Iatrogene Eisenüberladung z. B. Polytransf.	↑	↓	↑	↑	BB unabhängig von Grunderkr. sek. Organschäden
Hämochromatose	↑	↓	↑	↑	Zeichen sekundarer Organschäden

Eisenüberladung

Echte Eisenüberladungszustände entstehen entweder durch eine biologisch inadäquat gesteigerte Eisenresorption trotz ausreichender Eisenvorräte oder iatrogen durch häufige Bluttransfusionen oder eine nicht indizierte Eisentherapie [55]. Ersteres ist im Wesentlichen durch eine Störung negativer Rückkopplungsmechanismen bedingt und zeigt sich z. B. bei der idiopathischen Hämochromatose in einem Versagen des Schutzmechanismus in der Mukosazelle.

Zustände ineffektiver Erythropoese, wie z. B. Thalassämie, Porphyrien und sideroachrestische sowie auch hämolytische Anämien führen vermutlich durch die Hypoxie trotz ausreichender Eisenreserven – deren Verwendung zur Hämoglobinsynthese jedoch gestört ist – zu einer gesteigerten Erythropoetin-Synthese, Transferrin-Rezeptor-Expression und Eisenresorption. Die Eisenüberladung wird in diesen Fällen durch die notwendigen Transfusionen sowie durch Unfähigkeit des Körpers zu aktiven Eisenausscheidung verschlimmert. Alle genannten Mechanismen resultieren letztlich ein einer Überladung der Eisenspeicher und sekundär in einer Umverteilung in den Parenchymzellen zahlreicher Organe, wie z. B. Leber, Herz, Pankreas und Gonaden. Dabei kann die Speicherkapazität der Ferritinsynthese bzw. der Lysosomen überschritten werden. Die Freisetzung freier Eisenionen und lysosomaler Enzyme kann ihre toxische Wirkung entfalten.

Die toxischen Effekte einer Eisenüberladung und damit des Vorliegens freier Eisenionen ergeben sich dabei vor allem aus der Bildung von Sauerstoffradikalen und zeigen sich in den genannten Organen als toxische Leberschädigung ggfs. mit Leberzirrhose und primärem Leberzellkarzinom als Spätfolge, Kardiomyopathie, Diabetes mellitus und Impotenz. Darüber hinaus konnte neuerdings gezeigt werden, dass auch die Fähigkeit von Granulozyten und Monozyten zur Phagozytose von Bakterien und deren intrazelluläre Abtötung beeinträchtigt werden kann.

Ferner deuten epidemiologische Untersuchungen darauf hin, dass Eisenüberladung durch die vermehrte Oxidation von Lipoproteinen auch einen Risikofaktor für die Atherosklerose und damit sowohl für die koronare Herzerkrankung als auch für die Zerebralsklerose darstellt.

Diese Erkenntnisse machen es erforderlich, Eisenüberladungszuständen im latenten Stadium bereits größere Aufmerksamkeit zu schenken und diese durch regelmäßige Ferritinbestimmungen rechtzeitig zu entdecken. Dies gilt nicht nur für die primäre Hämochromatose oder sekundäre Hämosiderosen bei hämatologischen Systemerkrankungen, sondern neuerdings vor allem auch für Patienten mit renaler Anämie, Tumor- oder Infektanämie unter Erythropoetin- und Eisensubstitution.

Fast alle echten Eisenüberladungszustände sind klinisch-chemisch an der erhöhten Plasma-Ferritinkonzentration, am gleichzeitig erhöhten Eisenspiegel und der höheren Transferrinsättigung bei meist kompensatorisch verminderter Transferrin-Synthese erkennbar. Die erhöhte Transferrinsättigung als Zeichen gesteigerten Eisenumsatzes und Eisentransports unterscheidet die Eisenüberladung von Zuständen mit Eisenumverteilung und nicht-repräsentativ erhöhter Plasma-Ferritinkonzentration.

Je nach Ursache der Eisenüberladung kann die Transferrin-Rezeptor-Expression sehr unterschiedlich sein, abhängig insbesondere davon, ob die Erythropoese gesteigert oder vermindert ist. Dementsprechend findet sich bei allen hämolytischen Zuständen mit einer kompensatorisch erhöhten erythropoietischen Aktivität auch eine erhöhte Transferrin-Rezeptor-Konzentration im Plasma. Im Gegensatz dazu zeichnen sich Knochenmarkerkrankungen mit verminderter Erythropoese wie z. B. aplastische Anämie und auch die Niereninsuffizienz (ohne Erythropoetintherapie) durch eine verminderte Transferrin-Rezeptor-Expression, entsprechend dem verminderten Eisenbedarf bei gleichzeitig stark verminderter Erythropoese, aus. Bei der Hämochromatose ist die Erythropoese nicht unmittelbar betroffen. Die Transferrin-Rezeptor-Expression kann normal oder vermindert sein.

Primäre Hämochromatose

Die primäre Hämochromatose stellt die wichtigste Form der genetisch bedingten Eisenüberladungszustände dar. Ihre Bedeutung wurde bisher unterschätzt, die enge Assoziation zu bestimmten HLA-Mustern war dabei lange bekannt. Kürzlich wurden zwei Mutationen im HLA-H-Gen bzw. HFE-Gen entdeckt, die zumindest bei der großen Mehrzahl der weißen Hämochromatose-Patienten in homozygoter bzw. komplementär heterozygoter Form gefunden werden. Die weitaus häufigste ist dabei die Cys-282-Tyr-Mutation, die in homozygoter Form in nahezu 100 % der skandinavischen Hämochromatosepatienten und immerhin in 69 % der italienischen Hämochromatosepatienten gefunden wird. Die seltenere Variante ist dabei die His 63-Asp-Mutation. Sie stellen zusammen die möglicherweise häufigsten Gendefekte überhaupt dar. Die Frequenz des heterozygoten Defekts beträgt 1:15 in der kaukasischen Bevölkerung, die des homozygoten etwa 1:200 bis 1:300.

Die Mutationen führen offensichtlich zu einem abnormalen HFE-Protein in den Epithelzellen der Dünndarmmukosa in der Region, die für die Eisenresorption relevant ist. Bereits lange war bekannt, dass eine inadäquate gesteigerte Eisenresorption ein wesentlicher Pathomechanismus bei der Entstehung der primären Hämochromatose darstellt. Die physiologische Blockade des Transferrin-Rezeptors bei Eisenüberladung in der Mukosazelle ist durch ein abnormales HFE-Protein nicht mehr möglich.

Keineswegs alle Patienten mit einem homozygoten Gendefekt entwickeln jedoch tatsächlich eine manifeste Hämochromatose. Die Häufigkeit der manifesten Hämochromatose in der kaukasischen Bevölkerung liegt nur etwa bei 1:1000 bis zu 1:2000. Dies liegt vermutlich überwiegend daran, dass eine klinisch manifeste Hämochromatose eine Eisenüberladung mit Eisenreserven von ca. 10–20 g, entsprechend einem Serumferritin von ca. 1000 bis 2000 ng/ml, voraussetzt. Bei einer angenommenen positiven Eisenbilanz von etwa 1 mg pro Tag (bei 2 mg Resorption und 1 mg Ausscheidung) bedeutet dies, dass die Akkumulation entsprechender überflüssiger Eisenreserven ca. 30 bis 60 Jahre benötigt. Dies ist gut mit dem Hauptmanifestationsalter bei Männern (35.–55. Lebensjahr) vereinbar. Obwohl der homozygote Gendefekt als Folge eines entwicklungsgeschichtlichen Selektionsvorteiles bei Frauen eher häufiger auftritt als bei Männern, sind diese zumindest bis zu Menopause weitgehend vor der Entwicklung einer Hämochromatose geschützt. Dies liegt daran, dass die überschießende Eisenresorption durch etwa gleich große Eisenverluste (15–30 mg) im Rahmen der Menstruationsblutungen kompensiert wird. Daher kann bei Frauen mit homozygoten Hämochromatose-Genen der Prozess der Eisenakkumulation und Eisenüberladung erst mit der Menopause beginnen und verschiebt sich dadurch im Vergleich zu den Männern um Jahrzehnte in das höhere Lebensalter. Entsprechend sind nur etwa 10 % der Patienten mit manifester Hämochromatose Frauen. Entwicklungsgeschichtlich bedeuteten vermutlich diese Hämochromatosegene einen Selektionsvorteil, da sie Frauen zumindest bis zur Menopause von schweren Eisenmängeln schützten. Erst bei wesentlich längerer Lebenserwartung wirkt sich die Eisenakkumulation nachteilig aus. Auch Patienten mit heterozygoten Defekten lagern vermehrt Eisen ein, jedoch meistens ohne manifest zu erkranken.

Der Gendefekt kann inzwischen auch in der Routinediagnostik analysiert werden. Somit stellt der PCR-Nachweis der entsprechenden Mutationen inzwischen nach dem Transferrinsättigungs- und Ferritin-Screening die 2. Stufe in der Hämatochromatosediagnostik dar. Für die Verlaufskontrolle der Eisenreserven ist weiter das Ferritin entscheidend.

Andere genetisch bedingte Eisenüberladungen

Die Rolle von Coeruloplasmin im Eisenstoffwechsel ist erst teilweise bekannt, jedoch scheint die „Endooxidaseaktivität" dieses Kupfertransportproteins für die Oxidation von Fe^{2+} zu Fe^{3+} und damit für die Ausschleusung von Eisenionen aus der Zelle und die Bindung an das Transferrin wesentlich zu sein. Bei der

Acoeruloplasminämie kommt es nämlich zur Eisenüberladung in zahlreichen Geweben, die dem klinischen Bild einer Hämochromatose ähnelt, jedoch abweichend davon auch das zentrale Nervensystem betrifft. Wegen der gestörten Transferrinbindung sind jedoch Eisen und Transferrinsättigung im Plasma nicht erhöht, sehr wohl dagegen das Eisenspeicherprotein Ferritin, das hier die gestörte Ausschleusung und Wiederverwertung Ferritingebundenen Eisens aus den Speichern widerspiegelt. Somit tritt hier zu der Eisenüberladung auch eine Eisenverteilungsstörung.

Eine im südlichen Afrika endemische Eisenspeicherkrankheit stellt die „Bantu-Siderose" dar, die zu einem erheblichen Teil ernährungsbedingt ist (Konsum stark eisenhaltiger Biere). Voraussetzung für das Auftreten einer nutritiv-toxischen Eisenüberladung ist jedoch zusätzlich eine nicht näher geklärte genetische Prädisposition, die ähnlich wie bei der hereditären Hämochromatose den Schutzmechanismus der Mukosazellen aufhebt.

Eisenverteilungsstörungen

Bei malignen Neoplasien und chronischen Entzündungen kommt es zu einem Mangel an Transport- und Funktionseisen bei gleichzeitiger relativer Überladung der Eisenspeicher [13, 17]. Bei Tumoren wird die Eisenverteilungsstörung durch den erhöhten Eisenbedarf des Tumorgewebes zusätzlich verstärkt. Diese Zustände sind häufig wie der manifeste Eisenmangel durch mikrozytäre Anämie, niedriges Serumeisen und niedrige Transferrinsättigung gekennzeichnet. Der echte Eisenmangel unterscheidet sich davon durch das erniedrigte Ferritin und das erhöhte Transferrin (Tabelle 1).

Die erhöhte Ferritinkonzentration ist in diesen Fällen nicht repräsentativ für die Gesamteisenvorräte des Körpers, sondern zeigt die Umverteilung in das eisenspeichernde Gewebe an. Von echten Eisenüberladungszuständen unterscheidet sich eine Eisenverteilungsstörung durch die niedrige Transferrinsättigung.

Bei Tumoren wird neben der Eisenverteilungsstörung mit vermehrter Freisetzung basischer eisenreicher Isoferritine in das Blutplasma eine Eigensynthese vorwiegend saurer, eisenarmer Isoferritine beobachtet. Die sauren Isoferritine werden mit handelsüblichen Immunoassays nur zu einem geringen Teil erfasst, können aber bei sehr hohen Konzentrationen Ursache einer Ferritinerhöhung sein. Deshalb wird bei Tumoren die Gesamtferritinkonzentration unterschätzt und im Wesentlichen die Eisenumverteilung und weniger die autochthonen Tumorsyntheseprodukte nachgewiesen.

Eine nicht-repräsentativ erhöhte Ferritinkonzentration im Plasma findet sich auch bei Zellnekrosen eisenspeichernder Organe und wird daher z.b. bei Lebererkrankungen beobachtet, in diesem Fall ist allerdings auch die Transferrinsättigung erhöht.

Bei der Mehrzahl der genannten Eisenverteilungsstörungen liegt eine relative Eisenunterversorgung der erythropoetischen Zellen, gepaart mit einer verminderten erythropoetischen Aktivität, vor. Dementsprechend ist die Transferrin-Rezeptor-Expression meistens unauffällig. Sie kann jedoch bei schnell wachsenden Tumoren als Folge des erhöhten Eisenbedarfs der Tumorzellen auch erhöht sein.

Eine sehr seltene, genetisch bedingte Form einer Eisenverteilungsstörung wird durch die Atransferrinämie verursacht. Das Fehlen des transferringebundenen Eisentransports bedingt niedrige Eisenkonzentrationen im Plasma und eine reduzierte Versorgung aller eisenverbrauchenden Organe. Die Transportfunktion wird dabei unspezifisch von anderen Proteinen , wie z.B. Albumin übernommen, was zu einer unkontrollierten, nicht transferrinrezeptorgesteuerten Abgabe von Eisen an Zellen führt.

Chronische Entzündungsanämien (ACD)

Wie oben dargestellt, kommt es bei chronischen Entzündungen (Infektionen und vor allem auch rheumatischen Erkrankungen) zu einer Eisenumverteilung mit relativer Überladung der Eisenspeicher bei gleichzeitiger, relativer Eisenunterversorgung der erythropoetischen Zellen (u. a. als Folge der verminderten Transferrinsynthese). Transferrin ist bekanntermaßen ein Anti-Akute-Phase-Protein, dessen Synthese bei den genannten Erkrankungen als Folge eines entwicklungsgeschichtlichen Selektionsvorteils herunterreguliert wird. Die Anfälligkeit gegenüber bakteriellen Infektionen nimmt nämlich bei verminderter Verfügbarkeit von Transporteisen ab, da Bakterien und andere Infektionserreger zu ihrer Vermehrung ebenfalls in großem Umfang Eisen benötigen. Somit stellt die verminderte Verfügbarkeit von Eisen einerseits einen Schutzmechanismus, andererseits auch einen wesentlichen Pathomechanismus bei der Entwicklung einer Entzündungsanämie dar. Ist die Eisenverteilungsstörung ausgeprägt, so kann mit einer hypochromen Anämie gerechnet werden, die durch die Ferritinbestimmung von der Eisenmangelanämie unterschieden werden kann.

Abgesehen von der gedrosselten Transferrinsynthese wurde kürzlich eine zweite Ursache einer Eisenumverteilung bei den genannten Erkrankungen identifiziert [18, 44, 45, 141]. Eine vermehrte Freisetzung von Zytokinen wie IFN-γ und TNF-α führt, vermittelt durch Stickoxyd (NO), zu einer vermehrten Eisenaufnahme in Makrophagen über eine gesteigerte Transferrin-Rezeptor-Expression. Die gesteigerte Eisenaufnahme induziert eine vermehrte intrazelluläre Ferritinsynthese, die wiederum die Ferritinfreisetzung in das Blutplasma fördert. Somit entzieht diese vermehrte Eisenspeicherung in Makrophagen bei chronischen Entzündungen und Tumoren dem ohnehin bereits verminderten Transferrin das Eisen. Im Gegensatz zu einer echten Eisenüberladung ist diese Art von Eisenumverteilung durch eine niedrige Transferrinsättigung gekennzeichnet. Dieser zweite Mechanismus verstärkt die Eisenverarmung aller eisenverbrauchenden Zellen im Körper und kann möglicherweise sogar durch intrazelluläre zytotoxische Effekte die Zytokinwirkungen noch im Sinne eines Circulus vitiosus verstärken (Abb. 15). Als unerwünschter Effekt ist vor allem die Eisenverfügbarkeit für die Hämoglobinsynthese vermindert. Dieser Teufelskreis kann möglicherweise durch die Substitution von Eisen unter Erythropoetinschutz durchbrochen werden; dies stimuliert die Erythropoese und die Eisenaufnahme durch Knochenmarkszellen und entzieht andererseits den Makrophagen Eisen und trägt hierbei zu einer Verminderung der zytotoxischen Effekte bei [142].

Eisen-Umverteilung in ACD

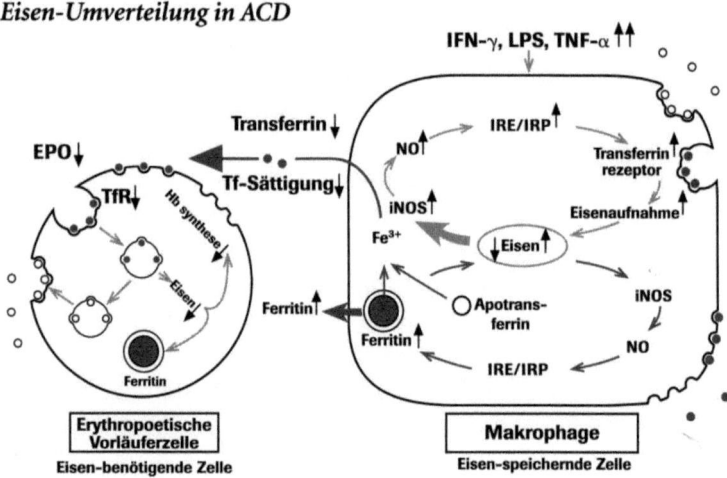

Abb. 15. Modell der Autoregulation von Eisenstoffwechsel und NO/NOS-Zyklus in aktivierten Monozyten/Makrophagen und der Versorgung einer eisenbenötigenden Zelle [140].

Abkürzungen: *IFN-γ* Interferon γ; *iNOS* induzierte Stickoxydsynthase; *IRE* auf Eisen reagierendes Element; *IRE/IRP* hochaffine Bindung von Eisen-regulierendem Protein (IRP) an IREs; *LPS* Lipopolysaccharid; *TNF-α* Tumor-Nekrose-Faktor α; ↑ und ↓ zeigen Anstieg oder Abnahme zellulärer Reaktionen.

Versorgung einer Eisen-benötigenden Zelle.

Zeichenerklärung: ᴗ Transferrin-Rezeptor; ● Eisen tragendes Transferrin; ○ Apotransferrin; ⊙ Ferritin.

Als Ferritin gespeichertes Eisen einer eisenspeichernden Zelle wird an Transferrin abgegeben und zu der Zelle transportiert, die Eisen benötigt.

Die Zytoplasmamembran der Gewebezellen enthält Transferrin-Rezeptoren, an die das Eisen tragende Transferrin bindet.

Das Endosom wandert in das Zytoplasma und setzt dort Eisen frei.

Es kehrt zur Zytoplasmamembran zurück und Apotransferrin wird nach extrazellulär abgegeben.

Eine dritte Ursache für die Anämieentstehung ergibt sich aus der verminderten Erythropoeseaktivität, die wiederum teilweise durch eine inadäquate Erythropoetinantwort auf die Anämie und Gewebehypoxie bedingt ist [45, 90, 101]. Im Gegensatz zur renalen Anämie liegt also kein Erythropoetinmangel vor, sondern eine möglicherweise zytokinbedingte Dysregulation, die eine Kompensation der Anämie durch eine vermehrte Erythropoetinsynthese nicht erlaubt. Es besteht also eher ein funktioneller relativer Erythropoetinmangel, der jedoch wie der absolute Erythropoetinmangel bei der renalen Anämie substituiert werden kann.

In einem Teil der Fälle kann zusätzlich auch noch eine hämolytische Komponente zur Anämieentstehung beitragen, bedingt z. B. durch Autoantikörper im Rahmen von malignen Systemerkrankungen oder Autoimmunerkrankungen.

Steht bei der Genese der Entzündungsanämie weniger die Eisenumverteilung als vielmehr eine Hämolyse oder eine verminderte Erythropoetinantwort im Vordergrund, so kann die Anämie eher normozytär als mikrozytär ausgeprägt sein. Bei einer ausgeprägten Hämolyse ist dementsprechend auch die Retikulozytenzahl eher normal bis erhöht. Steht dagegen die Eisenumverteilung bzw. verminderte Erythropoeseaktivität im Vordergrund, so ist mit einer niedrigen Retikulozytenzahl zu rechnen.

Tumoranämien

Die oben beschriebenen Pathomechanismen bei der Entstehung einer chronischen Entzündungsanämie, wie Drosselung der Transferrinsynthese, Eisenumverteilung in Makrophagen sowie unzureichende Erythropoetinantwort sind prinzipiell auch bei der Entstehung von Tumoranämien wirksam und erfüllen dabei ebenso einen biologischen Sinn, da schnellwachsenden Tumorzellen auf diese Weise Eisen entzogen werden kann, was allerdings mit einer Anämie erkauft wird.

Darüber hinaus können insbesondere bei hämatologischen Systemerkrankungen wie Splenomegalie sowie die Induktion von Autoantikörpern (z.B. Kälteagglutine) zu einer vermehrten Hämolyse beitragen, was letztlich nicht nur in einer Eisenumverteilung, sondern langfristig auch in einer Eisenüberladung mündet.

Bei fortgeschrittenen Karzinomen und ebenfalls bei hämatologischen Systemerkrankungen wie Leukämien oder Lymphomen spielt darüber hinaus sicher eine Knochenmarksinfiltration durch maligne Zellen mit Verdrängung nicht nur der Erythropoese, sondern der gesamten Blutneubildung eine wesentlichere Rolle. Dies stellt die prognostisch ungünstigste Form einer Tumoranämie dar, die auf Erythropoetin- und Eisensubstitution wegen der Verdrängung der normalen Erythropoese am schlechtesten anspricht. Ähnliches gilt auch für myelodysplastische Syndrome, die durch eine vermehrte, jedoch reifungsgestörte Erythropoese und als Folge davon Eisenüberladung und bereits maximale Stimulation der Erythropoetinsekretion gekennzeichnet sind. Diese letztgenannten, malignen Knochenmarkserkrankungen können selbstverständlich nur durch eine Knochenmarksuntersuchung adäquat diagnostiziert werden und sind dementsprechend hämatologisch erfahrenen Zentren vorbehalten.

Eisenverwertungsstörungen

Auch bei normalen Eisenreserven und normaler Eisenverteilung, kenntlich an einer normalen Serumferritinkonzentration, sind Eisenverwertungs- bzw. -einbaustörungen möglich, die das Bild einer Eisenmangelanämie vortäuschen, da sie ebenfalls zu einer mikrozytären Anämie führen können. Seit Erythropoetin anstelle der früher üblichen Transfusionen zur Behandlung der renalen Anämien eingesetzt wird, stellen Dialysepatienten die zahlenmäßig größte Gruppe dar. Trotz ausreichender Eisenreserven gelingt unter Erythropoeetintherapie nicht immer eine ausreichende Eisenmobilisation aus den Eisenspeichern, was sich z.B. in einer Verminderung des Transporteisens (niedrige Transferrinsättigung) zeigt. Desgleichen führt, wie auch beim echten Eisenmangel sowie Tumor- oder infektbedingten Eisenverteilungsstörungen, die verminderte Fe-Verfügbarkeit bei der Häm-Synthese ersatzweise zu einem vermehrten Einbau von Zink in das Porphyringerüst. Dies ist als vermehrtes Zn-Protoporphyrin in den Erythrozyten messbar und kann ergänzend zur Diagnostik von Eisenverwertungsstörungen bei normaler oder erhöhter Ferritinkonzentration herangezogen werden. Zur Unterscheidung zwischen echtem Eisenmangel und Eisenverteilungs- bzw. -verwertungsstörungen eignet sich jedoch ausschließlich das Eisenspeicherprotein Ferritin.

Renale Anämien

Besondere Aufmerksamkeit verdient mittlerweile auch der Eisenstoffwechsel bei Patienten mit renaler Anämie, seit die Substitution von Erythropoetin, gegebenenfalls mit unterstützender Gabe von i.v. Eisen, die früher üblichen Transfusionen ersetzt und damit die Therapie revolutioniert hat.

Musste früher als Folge der regelmäßigen Transfusionen bei gleichzeitiger Eisenverwertungsstörung infolge des Erythropoetinmangels mit einer zunehmenden Eisenüberladung der betroffenen Patienten mit allen entsprechenden Folgen gerechnet werden, so stellt sich mittlerweile die charakteristische Eisenstoffwechselstörung bei Dialysepatienten grundlegend anders dar. Üblicherweise sind die Eisenreserven ausreichend, d.h. die Plasmaferritinkonzentration normal oder gegebenenfalls erhöht, falls früher Transfusionen oder auch eine Eisensubstitutionsbehandlung durchgeführt wurden. Trotz normaler Eisenreserven ist jedoch typischerweise die Mobilisation des Eisens gestört, kenntlich an einer niedrigen Transferrinsättigung, was zu einer relativen Eisenunterversorgung der Erythropoese, einem sog. funktionellen Eisenmangel führen kann. Diese Situation lässt sich auch in der Regel durch eine orale Eisensubstitution nicht verbessern, da meist die Eisenresorption ebenfalls gestört ist. Solange der für die renale Anämie typische Erythropoetinmangel jedoch nicht ausgeglichen wird, ist auch die erythropoetische Aktivität im gleichen Verhältnis wie die Eisenmobilisation reduziert. Eisen-Turnover und Erythropoese befinden sich also auf niedrigem Niveau in einem steady state, was sich dann auch in einer niedrigen oder normalen Transferrin-Rezeptoren-Expression manifestiert.

Die renale Anämie kann z. B. durch mechanische Schädigung der Erythrozyten bei der Hämodialyse auch noch durch eine hämolytische Komponente kompliziert sein. In diesem Fall ist dann eine normale oder gar erhöhte Retikulozytenzahl als Kompensationsmechanismus zu erwarten und nicht eine verminderte Blutneubildung, wie beim einfachen Erythropoetinmangel.

Versucht man jedoch, den Erythropoetinmangel durch Substitution zu korrigieren und damit die Erythropoeseaktivität zu steigern, so wird die schlechte Mobilisation der Eisenreserven als funktioneller Eisenmangel manifest. Die Zellen der Erythropoese reagieren mit einer vermehrten Expression des Transferrinrezeptors, um die Eisenversorgung zu verbessern. Da eine Standardisierung der sTfR-Bestimmung noch fehlt, müssen methodenabhängige cut-off-Werte ermittelt werden. Bis dahin können die bereits etablierten Kenngrößen des Eisenstoffwechsels zur Beurteilung herangezogen werden. Die Ferritinkonzentration gibt in der Regel die Eisenreserven korrekt wieder (Ausnahme unmittelbar vorausgegangene Eisensubstitution oder Zweiterkrankung mit Eisenverteilungsstörung) und kann des-

Tabelle 3. Eisenstoffwechseldiagnostik bei Dialysepatienten

Eisenreserven	Transporteisen
Ferritin	*Transferrinsättigung*
In der Regel ausreichend oder hoch (durch Transfusionen, Fe-Substitution, Fe-Mobilisationsstörung)	gegenwärtig bester Indikator für mobilisierbares Eisen
Eisenresorption	**Eisenbedarf**
(Fe-Resorptionstest)	zur Transferrinsättigung umgekehrt proportional, löslicher Transferrinrezeptor (Zn-Protoporphyrin)
In der Regel gestört, daher bei Bedarf i.v. Fe-Gabe	

halb als Richtschnur verwendet werden, um einen eventuellen Speichereisenmangel zu erkennen bzw. bei Eisensubstitutionstherapie eine Eisenüberladung zu vermeiden. Die Transferrinsättigung gilt gegenwärtig als bester Indikator des mobilisierbaren Transporteisens und ist dem Eisenbedarf umgekehrt proportional. Eine erniedrigte Transferrinsättigung gilt bei Dialysepatienten als Zeichen einer unzureichenden Eisenmobilisation und damit eines substitutionsbedürftigen funktionellen Eisenmangels. In Zukunft kann sicher die Konzentration des löslichen Transferrin-Rezeptors als unmittelbarer Indikator des Eisenbedarfs verwendet werden. In keinem Fall kann der Transferrin-Rezeptor die Ferritinbestimmung zur Beurteilung der Eisenreserven ersetzen, da er nur die aktuelle Erythropoeseaktivität bzw. deren Eisenbedarf widerspiegelt, die nicht zwingend mit den Eisenreserven korreliert [57]. Die Bestimmung des Zinkprotoporphyrins in den Erythrozyten bietet gegenüber den genannten Kenngrößen keinen Vorteil, da sie wegen der Lebensdauer der Erythrozyten von 120 Tagen die Eisenstoffwechselsituation nur verzögert wiedergibt.

Pathophysiologie der Erythropoetinproduktion

Die renale Anämie stellt das Musterbeispiel für den echten Erythropoetinmangel dar [33, 34]. Bei fortgeschrittenen Nierenerkrankungen kommt es wegen des Ausfalls der erythropoetinproduzierenden Zellen in den peritubulären Kapillaren zu einem starken Abfall der Erythropoetinsekretion und damit zum Zusammenbruch des Regelkreises der normalerweise zur Konstanterhaltung der Hämoglobinkonzentration führt. In der Regel kann diese Ursache der renalen Anämie bei Patienten mit entsprechenden Nierenerkrankungen neben der Eisenmobilisationsstörung als gegeben angenommen werden und erfordert daher nur in wenigen Zweifelsfällen zur Bestätigung eine Erythropoetinbestimmung (Tabelle 4).

Eine funktionelle Insuffizienz im Sinne einer verminderten Erythropoetinantwort findet sich dagegen, vermutlich ausgelöst

Tabelle 4. EPO- und Ferritin-Konzentrationen bei Anämien und Polyglobulien

Erkrankung	EPO-Konzentration	Ferritin-Konzentration
Anämien		
Fe-Mangel	↑	↓
Renale Anämie	↓ - ↓↓	n - ↑
Tumor- und Infektanämien (ACD)	n - ↓	n - ↑↑
Hämolyse	↑	n - ↑
KM-Erkrankungen mit ineffektiver Erythropoese	↑	↑ - ↑↑
Polyglobulien		
Reaktiv bei Hypoxie	↑	variabel
Paraneoplastisch (z. B. Nieren-/Leber-Ca.)	↑↑	n - ↑
Polycythämia vera	n - ↓	n - ↑

durch Zytokinwirkungen bei sog. Tumor- und Infektanämien (ACD). Die absoluten Erythropoetinkonzentrationen sind dabei häufig innerhalb des Referenzbereiches für Gesunde, jedoch liegt eine – angesichts der Anämie inadäquat niedrige – Erythropoetinsekretion vor. Dieser Zustand kann nur richtig interpretiert werden, wenn die gemessenen Erythropoetinspiegel unter Berücksichtigung des Blutbildes interpretiert werden. Eine derartige inadäquate Erythropoetinsekretion kann jedoch ähnlich wie die renale Anämie von einer Erythropoetin- und Eisensubstitution positiv beeinflusst werden, die auch gleichzeitig die korrespondierende Eisenumverteilung korrigiert.

Im Gegensatz zu den vorgenannten Erkrankungen, die durch Erythropoetinmangel bzw. unzureichende Erythropoetinantwort mit verursacht werden, weisen alle anderen Anämieformen eine kompensatorisch gesteigerte Erythropoetinproduktion auf. Dies findet sich bei den unterschiedlichsten Ursachen, wie z. B. beim Eisenmangel, bei hämolytischen Anämien und bei zahlreichen Knochenmarkserkrankungen mit ineffektiver Erythropoese. Insbesondere bei schweren Knochenmarksschäden (z. B. aplastische Anämie, Myelodysplasie) ist dieser Kompensationsmechanismus nicht mehr wirksam, da die Zielzellen fehlen oder reifungsgestört sind. Andererseits kann eine vermehrte Erythropoetinsynthese bei gesundem Knochenmark und ausreichender Eisenversorgung zu einer sekundären Polyglobulie führen. Bei Zuständen mit Hypoxie (kardiopulmonale Erkrankungen, starke Raucher, Aufenthalt in großen Höhen) ist dies lediglich ein Anpassungsmechanismus an die Sauerstoffuntersättigung des Blutes, in seltenen Fällen können dagegen auch Nieren- und Leberzellkarzinome eine paraneoplastische Erythropoetinsynthese aufweisen, die ebenfalls zu einer Polyglobulie führt [65]. Im Gegensatz zu den genannten sekundären Polyglobulieformen stellt die Polyzythämia vera eine autonome Proliferation der erythropoetischen Zellreihe dar, die im Gegenzug hier zu einer Herunterregulation der Erythropoetinsynthese führt. Somit kann die Bestimmung der Erythropoetinkonzentration in Zweifelsfällen auch zur Abklärung von Polyglobulien beitragen.

Nicht-eisenbedingte Störungen der Erythropoese

Störungen der Stammzellenproliferation

Bereits auf Stammzellenebene kann die physiologische Zellreifung durch zahlreiche Noxen und Mangelerscheinungen geschädigt werden, was in diesem Falle jedoch nicht nur zu Anämie, sondern auch zu Störungen der Myelo- und Thrombopoese führt. Zu nennen wäre die Knochenmarksaplasie bedingt durch autoimmunologische (z. B. Thymom), infektiöse (z. B. Hepatitis) und toxische (z. B. Zytostatika, Benzol) Prozesse oder ionisierende Strahlen. Chemische Noxen oder Strahlenbelastung können jedoch auch zu einer hyperregeneratorischen Knochenmarkinsuffizienz (Myelodysplasie, MDS) mit möglichem Übergang in eine akute Leukose führen. Während die vorgenannten Erkrankungen nur durch invasive und aufwendige

Knochenmarksuntersuchungen ausreichend abgeklärt werden können, lassen sich die Ursachen vitaminmangelbedingter Teilungs- und Reifungsstörungen der Knochenmarkszellen mit makrozytärer Anämie einfacher durch Bestimmung von Vitamin B_{12} oder Folsäure im Serum nachweisen.

Vitamin B_{12}- und Folsäuremangel

Da der sehr niedrige Tagesbedarf von Cobalamin mit ca. 2 µg bei üblicher, abwechslungsreicher Ernährung leicht gedeckt werden kann, ist ein alimentär bedingter Vitamin B_{12}-Mangel, außer bei extremen Vegetariern, selten. Die große Mehrzahl der Mangelsyndrome kommt daher entweder durch einen Intrinsic-Faktor-Mangel (chronische atrophische Gastritis, Magenresektion, Antikörper gegen Intrinsic-Faktor) oder durch Resorptionsstörungen (Fischbandwurm, Darmerkrankungen) zustande. Dagegen entsteht Folsäuremangel überwiegend durch einseitige Ernährung und verminderte Speicherung bei Leberschäden, insbesondere im Zusammenhang mit Alkoholismus. Weitere wichtige Ursachen sind Malabsorption bei Darmerkrankungen sowie die Hemmung der Folsäuresynthese der Darmbakterien durch antibakterielle oder zytostatische Chemotherapie mit Folsäureantagonisten. Die intrazelluläre Bioverfügbarkeit der Wirkform Tetrahydrofolsäure hängt auch von einer ausreichenden Versorgung mit Vitamin C (Reduktion) sowie insbesondere mit Vitamin B_{12} (Demethylierung und intrazelluläre Aufnahme) ab. Da deswegen und wegen der Übertragung von C1-Einheiten Folsäure und Vitamin B_{12} Synergisten bei der DNA-Synthese und Zellreifung darstellen, führen Mangelerscheinungen gleichermaßen zu einer makrozytären Anämie. In Anbetracht der verminderten Teilungsfähigkeit insbesondere der Zellen der Erythropoese ist dann die Gesamtzahl der Erythrozyten deutlich vermindert, wegen der gleichzeitig aber normalen Hämoglobinsynthesekapazität sind jedoch die Einzelerythrozyten nicht nur abnorm groß („Makrozyten" Abb. 17), sondern weisen auch einen erhöhten Hämoglobingehalt auf („hyperchrome Anämie"). Die gleichartigen Anämieformen sowie die Tatsache, dass Folsäure nur bei ausreichender Vitamin B_{12}-Versorgung wirksam ist, erfordern bei der Erstdiagnose einer makrozytären Anämie daher die gleichzeitige Bestimmung von Vitamin B_{12} und Folsäure. Wird ein Folsäuremangel vermutet und liegt die Folsäurekonzentration im Serum im unteren Referenzbereich, so kann dies auf einen latenten Folsäuremangel hindeuten, der gegebenenfalls noch durch die Bestimmung der Folsäure in den Erythrozyten abgesichert werden sollte. Findet sich dagegen bei normaler Serumkonzentration der Folsäure eine verminderte Versorgung der Erythrozyten mit Folsäure, so dürfte eine Aufnahmestörung vorliegen, die am ehesten durch einen Vitamin B_{12}-Mangel bedingt ist.

Neuere Erkenntnisse haben dazu geführt, dass auch dem latenten Vitamin B_{12}- bzw. Folsäuremangel inzwischen mehr Aufmerksamkeit geschenkt wird. So können latente Mangelerscheinungen vor allem von Folsäure bereits vor dem Auftreten einer Anämie zu verschiedenen anderen metabolischen Anomalien führen, wie z. B. Hyperhomocysteinämie, erhöhtes Risiko in Bezug auf Neuralrohrdefekte, Immundefekt und auch Atherosklerose. Neue Untersuchungen an Probenanden mit Hyperhomocysteinämie legen eine Korrektur des Referenzintervalls nach oben nahe [15].

In diesem Zusammenhang wird neuerdings auch der Begriff „metabolischer Vitamin B_{12}- oder Folsäuremangel" verwendet. Er charakterisiert das Auftreten der entsprechenden Mangelerscheinungen (vor allem makrozytäre Anämie) bereits bei Vitamin B_{12} oder Folsäurekonzentration im unteren Referenzbereich, möglicherweise bedingt durch einen vermehrten Bedarf dieser Vitamine u.a. bei MDS oder Hämolyse. Dieser Zustand lässt sich durch zusätzliche Laboranalysen verifizieren. So führt der latente oder funktionelle Folsäuremangel zu einer Hyperhomozysteinämie, der latente und funktionelle Vitamin B_{12}-Mangel vor allem zu einer Konzentrationssteigerung von Methylmalonsäure sowie evtl. ebenfalls von Homocystein. Ein Vitamin B_{12}-Mangel kann jedoch als sehr unwahrscheinlich angesehen

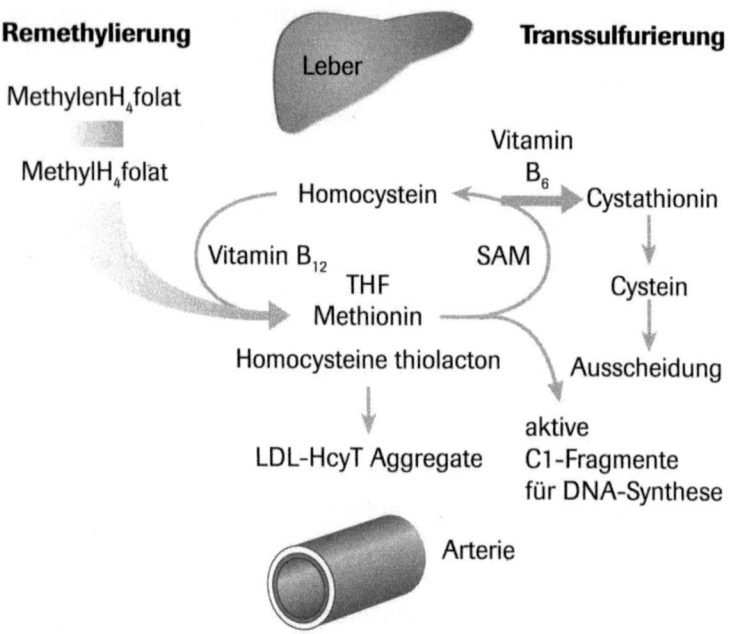

Abb. 16. Stoffwechsel von Homocystein, Folat, Vitamin B_{12}, Vitamin B_6 (nach Herrmann W et al (1997) Clin Lab 43: 1005–1009. *SAM* S-Adenosyl-Methionin; *THF* Tetra hydrotolat; *LDL-Hyc T Aggregate* Low-Density-Lipoprotein-Homocystein-Transferase-Aggregate

werden, wenn die Serumkonzentration über 300 ng/l liegt. Ähnliches gilt auch für Folsäurekonzentrationen innerhalb des nach oben korrigierten, funktionell definierten Referenzbereiches oberhalb 4,4 ng/ml.

Hämoglobinopathien

Unter Hämoglobinopathien versteht man Synthesestörungen der Proteinanteile des Hämoglobins. Dabei werden Punktmutationen mit Austausch einzelner Aminosäuren und Defekte ganzer Proteinketten unterschieden. Von ersteren ist wegen ihrer

Nicht-eisenbedingte Störungen der Erythropoese 47

weiten Verbreitung in der schwarzen Bevölkerung Afrikas und Amerikas insbesondere die Sichelzellanämie von Bedeutung. Der Austausch der 6. Aminosäure der β-Kette, Glutaminsäure durch Valin, führt zur Synthese des sog. Sichelzellhämoglobins (HbS), das, nicht O_2-gesättigt, eine sehr geringe Löslichkeit aufweist. Dies führt unter Sauerstoffmangel zur Ausfällung durch Konformationsänderung des HbS und Ausbildung der charakteristischen Sichelform der Erythrozyten (Drepanozyten, Abb. 17), was auch mikroskopisch erkennbar ist und diagnostisch verwertet werden kann. Darüber hinaus lässt sich das atypische Sichelzellhämoglobin mit der Hämoglobinelektrophorese nachweisen, oder auch neuerdings der Gendefekt mit PCR.

Zu den Hämoglobinopathien im weiteren Sinne zählen auch die sog. Thalassämien, die wegen der verbreiteten Zuwanderung aus dem Mittelmeerraum auch in Mittel- und Nordeuropa insbesondere in der Pädiatrie stark an Bedeutung gewonnen haben. Darunter versteht man die verminderte Synthese oder den kompletten Ausfall ganzer Ketten des Hämoglobinmoleküls. Da α-Ketten im fetalen HbF und im HbA0 und HbA2 enthalten sind, wirkt sich die α-Ketten-Thalassämie beim Feten und in allen Lebensaltern aus. Das Fehlen der α-Ketten wird beim Feten durch Ausbildung von Tetrameren aus γ-Ketten (Hbγ4 = HbBarts), nach der Geburt von Tetrameren aus β-Ketten (Hbβ4 = HbH) kompensiert. Erythrozyten mit diesen pathologischen Hämoglobinen neigen jedoch zu Aggregation und werden vorzeitig abgebaut. Da die Synthese von α-Ketten von 4 Genen kodiert wird, lassen sich je nach Anzahl der defekten Gene, 4 unterschiedlich schwere Krankheitsbilder unterscheiden: Ein Defekt eines Gens zeigt sich lediglich in einem erhöhten Anteil der erwähnten pathologischen Hämoglobinvarianten, ein 2-Gen-Defekt bewirkt eine milde, ein 3-Gen-Defekt eine ausgeprägte meist mikro- oder normozytäre Anämie mit vorzeitiger Hämolyse. Der komplette Ausfall der α-Ketten-Gene ist mit den Leben bereits des Feten nicht vereinbar.

Im Gegensatz zur α-Thalassämie wirkt sich die β-Thalassämie erst im Säuglings- bzw. Kleinkindesalter aus, wenn die γ-Ketten durch β-Ketten ersetzt werden. Ist dies nicht möglich, wird kompensatorisch HbF (mit γ-Ketten) und HbA2 (mit δ-Ketten) gebildet. Entsprechend dem Vererbungsmodus lässt sich eine heterozygote Form (Thalassämia minor) mit verminderter β-Ketten-Synthese und dementsprechend milder Anämie von einer homozygoten (Thalassämia major) mit nahezu völligem Fehlen von β-Ketten und schwerer Anämie unterscheiden.

Die pathologischen Hämoglobinvarianten der Thalassämien führen zu charakteristischen Formanomalien der Erythrozyten (normo- bis mikrozytäre Anämie mit Target-Zellen, Abb. 17), die mikroskopisch nachgewiesen werden können, während eine genauere Differenzierung nur durch die Hämoglobinelektrophorese und gegebenenfalls PCR möglich ist. Pathophysiologisch wirken sich diese Struktur- und Formanomalien der Erythrozyten einerseits in einer mehr oder minder ausgeprägten

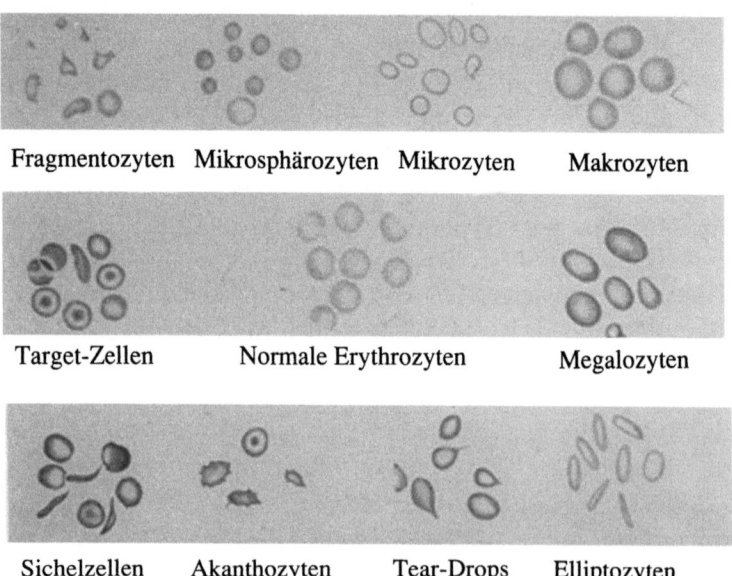

Abb. 17. Normale und pathologische Erythrozyten (modifiziert von Diem H) [Begemann H, Rastetter J (1987) Atlas der klinischen Hämatologie, 4. Aufl. Springer, Berlin Heidelberg New York]

Insufffizienz als Sauerstoffüberträger sowie einer vermehrten Aggregationsneigung aus. Darüber hinaus führt die Deformierung auch zu einem beschleunigten Abbau der Erythrozyten, vorwiegend in der Milz, mit allen Zeichen einer korpuskulär bedingten hämolytischen Anämie. Bezüglich Hämolysekennzeichen und hämolytisch bedingter Eisenüberladung siehe unter „Pathologisch gesteigerte Hämolyse".

Porphyrinsynthesestörungen

Porphyrinsynthesestörungen [29] sollten hier nur insoweit Beachtung finden, als sie die Erythropoese betreffen und zu einer Anämie führen können (Abb. 18). Diese Anämieformen werden als sideroachrestisch im engeren Sinn bezeichnet, da das im Knochenmark zur Hb-Synthese bereitgestellte Eisen trotz ausreichender Reserven nicht verwertet werden kann und folglich in den Erythroblasten abgelagert wird.

Die als Folge davon eisenüberladenen Erythroblasten werden dann als Sideroblasten bezeichnet, was mit Eisenspezialfärbungen im Knochenmark nachgewiesen werden kann. Bei sideroachrestischen Anämien entwickelt sich aber infolge der inadäquat gesteigerten Eisenresorption nach längerer Dauer, insbesondere jedoch nach wiederholten Transfusionen, eine generalisierte, echte Eisenüberladung, kenntlich an einer erhöhten Serumferritinkonzentration. Die meisten Ursachen für eine sideroachrestische Anämie sind vergleichsweise selten und müssen daher nur ausnahmsweise in der klinischen Analytik in Betracht gezogen werden. Besonders selten sind die hereditären erythropoetischen Porphyrien wie die kongenitale erythropoetische Uroporphyrie (Morbus Günther) mit Defekt der Uroporphyrinogen-III-Synthase sowie die erythropoetische Protoporphyrie (meist ohne Anämie) mit Defekt der Ferrochelatase. Etwas häufiger kommen erworbene Formen wie der Pyridoxalphosphat-(Vitamin B_6)-Mangel vor, der nutritiv z. B. bei Alkoholikern oder durch Isoniazid-Therapie bei Tuberkulosepatienten entstehen kann und über eine Hemmung der δ-Aminolävulinsäure-

Eisenstoffwechselstörungen

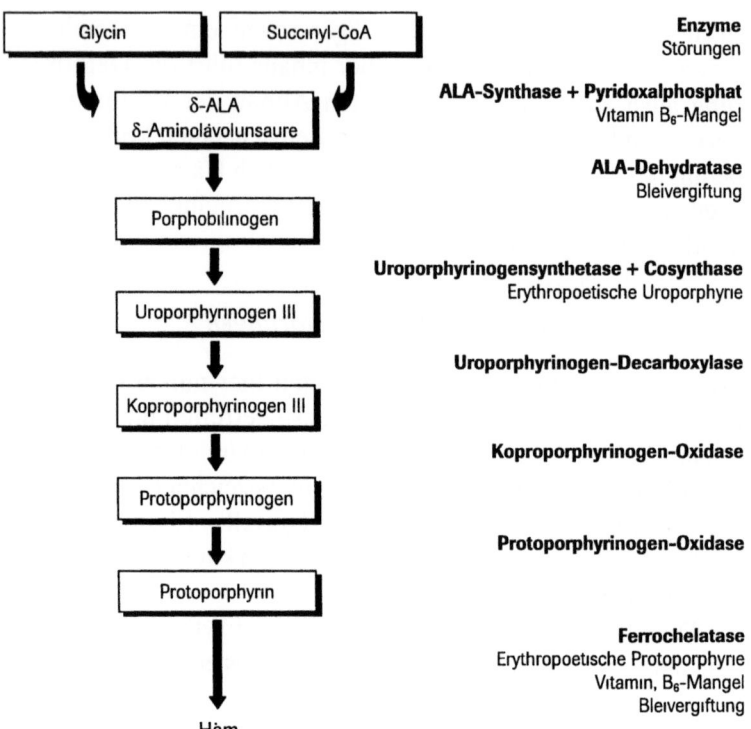

Abb. 18. Porphyrinsynthesestörungen mit möglicher Anämie

Synthase und der Ferrochelatase zu einer Eiseneinbaustörung führt. Ähnliche Pathomechanismen liegen auch der Blei-induzierten Anämie und Porphyrinsynthesestörung zugrunde. Die chronische Bleiintoxikation führt zu einer Hemmung der δ-Aminolävulinsäure-Dehydratase und ebenfalls der Ferrochelatase. Die meisten Ursachen bewirken letztlich über die Synthese eines unvollständigen Porphyringerüsts oder über eine direkte Hemmung der Ferrochelatase eine Eisenverwertungsstörung mit den oben genannten allgemeinen Kennzeichen einer sideroachrestischen (sideroblastischen) Anämie. Ist der Defekt überwiegend im terminalen Reaktionsschritt (Eiseneinbau durch Ferrochelatase), so wird anstelle von Eisen Zink in das fertige Protoporphyringerüst eingebaut, erkennbar an der erhöhten Konzentration von Zn-Protoporphyrin in den Erythrozyten. Defekte auf früheren Stufen der Porphyrinsynthese können durch Analyse der entsprechenden Zwischenprodukte erkannt werden; Blei und Vitamin B_6 lassen sich auch direkt zur Diagnosesicherung bestimmen.

Pathologisch gesteigerte Hämolyse

Unter „Hämolyse" versteht man im klinischen Alltagssprachgebrauch den pathologisch gesteigerten bzw. vorzeitigen Abbau der Erythrozyten. Dieser kann seine Ursache in Struktur oder biochemischen Defekten der Erythrozyten selbst haben („korpuskuläre Hämolyse") und findet dann überwiegend in den Makrophagen des RES der Milz oder auch der Leber statt. Demgegenüber entstehen extrakorpuskuläre Hämolysen überwiegend intravasal durch die Einwirkung von Autoantikörpern, Toxinen, Infektionserregern oder auch physikalischen Noxen wie z. B. künstliche Herzklappen. Die intravasale Hämolyse kann sehr empfindlich durch klinisch-chemische Untersuchungen nachgewiesen werden, da Hämoglobin und Erythrozytenenzyme bereits bei geringer Hämolyserate in das Blutplasma gelangen.

Haptoglobin

Da freies Hämoglobin rasch an α2-Haptoglobin gebunden wird und dieser Hämoglobin-Haptoglobin-Komplex ebenso rasch vom RES phagozytiert wird, gilt die Verminderung des freien Haptoglobins als empfindlichstes Kennzeichen einer intravasalen Hämolyse, bei gleichzeitig hoher diagnostischer Spezifität [95]. Lediglich schwere Proteinverlustsyndrome oder Synthesestörungen kommen als mögliche andere Ursache in Betracht. Dies gilt insbesondere für fortgeschrittene Lebererkrankungen (z. B. Leberzirrhose) mit schwerem, auch das Haptoglobin einschließendem Synthesedefekt. Seltener können auch gastro-

Tabelle 5. Differenzierung: Hämolyse, Akut-Phase-Reaktion und Proteinverlust bzw. -Synthesestörung

Erkrankung	Haptoglobin	Hämopexin	CRP
Leichte Hämolyse	↓ - ↓↓	n	n
Schwere Hämolyse	↓↓	↓	n
Hämolyse und Akut-Phase-Reaktion	n - ↑	n - ↓	↑↑
Akut-Phase-Reaktion	↑ - ↑↑	n	↑↑
Nephrot. Syndrom	↑ - ↑↑	↓	n - ↓
Gastrointestinaler Proteinverlust bzw. Synthesestörung	↓	↓	n - ↓

intestinale Proteinverlustsyndrome, die unselektiv auch makromolekulare Proteine umfassen wie z. B. Zöliakie, M. Whipple, zu einer Haptoglobinverminderung führen. Da Haptoglobin auch als Proteinaseinhibitor dient, wird seine Synthese in der Leber im Rahmen von Akut-Phase-Reaktionen gesteigert. Der dadurch bedingte Konzentrationsanstieg kann dann eine evtl. gleichzeitig vorhandene Hämolyse „maskieren" (Tabelle 3).

Kennzeichen einer schweren Hämolyse

Freies Hämoglobin tritt nur dann im Plasma auf, wenn die Bindungskapazität des Haptoglobins für Hämoglobin überschritten ist; bei Überschreiten der Nierenschwelle ist auch eine Ausscheidung im Urin möglich. Überschüssiges Häm kann im Blut auch von Hämopexin gebunden und mit diesem als Komplex abgebaut werden; Hämoglobinurie und Hämopexinverminderung im Serum sind somit Zeichen einer schweren Hämolyse.

Über die genannten Veränderungen hinaus kommt es zur vermehrten Freisetzung der LDH-Isoenzyme 1 und 2 aus den Erythrozyten in das Plasma. Der Abbau des Häms führt, unabhängig vom Ort des hämolytischen Prozesses, zu einem vermehrten Anfall von nicht konjugiertem Bilirubin sowie auch von

Eisen. Die meisten chronischen Hämolysen sind aufgrund der gleichzeitigen inadäquat gesteigerten Eisenresorption und eventuell notwendiger Transfusionen mit einer Eisenüberladung, kenntlich an einer erhöhten Serumferritinkonzentration, vergesellschaftet. Bei ausreichender Knochenmarksfunktion kann die gesteigerte, vor allem extrakorpuskulär bedingte, Hämolyse durch bis zu 10-fach vermehrte Neubildung kompensiert werden. Dies zeigt sich in einer vermehrten Ausschwemmung unreifer Erythrozyten (Retikulozyten) in das periphere Blut. Lediglich bei Überschreiten der Knochenmarkskapazität durch die Hämolyserate entsteht auch eine Anämie. Wird bei einer schweren intravasalen Hämolyse längerfristig die Bindungskapazität von Haptoglobin und Hämopexin überschritten und werden als Folge davon größere Mengen an freiem Hämoglobin glomerulär filtriert und damit mit dem Urin ausgeschieden, so ist durch diesen chronischen Eisenverlust in einzelnen Fällen sogar ein Eisenmangel als Hämolysefolge denkbar. Wenn auf diese Weise jedoch keine Eisenverluste entstehen, so ist wie oben dargestellt eher die Eisenüberladung als Folge einer chronischen Hämolyse die Regel. Dies lässt sich durch regelmäßige Urinuntersuchungen sowie Ferritinbestimmungen im Serum unterscheiden.

Hämolyseursachen (korpuskulär-, extrakorpuskulär)

Außer durch die bereits erwähnten Hämoglobinopathien wie Sichelzellanämie oder Thalassämie können korpuskuläre Hämolysen auch durch Defekte der Erythrozytenmembran bedingt sein. Als praktisch wichtiges Beispiel sei die Kugelzellanämie (hereditäre Sphärozytose) genannt, die anhand der charakteristischen morphologischen Veränderungen („Mikrosphärozyten") (Abb. 17) sowie der verminderten osmotischen Resistenz der Erythrozyten diagnostiziert werden kann. Weitere Ursachen sind Defekte von Erythrozytenenzymen, die zur Stabilisierung funktionell wichtiger Proteine durch Bereitstellung reduzierender Substanzen benötigt werden, wie z. B. Glucose-6-phosphat-

Dehydrogenase. Während diese Erkrankung durch die Zuwanderung aus dem Mittelmeerraum auch in Mittel- und Nordeuropa an Bedeutung gewonnen hat, stellen alle anderen Defekte der Erythrozytenenzyme ausgesprochene Raritäten dar. Die wichtigste erworbene korpuskuläre Hämolyseform ist PNH (Tabelle 6).

Zahlreiche Noxen, die anamnestisch meist leicht eruierbar sind oder mit einfachen Laboruntersuchungen nachgewiesen werden können, verursachen über eine direkte Schädigung der Erythrozyten selbst eine intravasale Hämolyse; dazu zählen die mechanische Hämolyse nach Herzklappenersatz oder bei Mikroangiopathien (Leitbefund: Fragmentozyten), Toxine wie Schlangengifte oder Detergentien sowie Infektionserreger wie z. B. Malariaplasmodien oder der Zustand der gramnegativen Sepsis. Die intravasale Hämolyse ist unabhängig von den Ursachen anhand der genannten allgemeinen Hämolysekennzeichen feststellbar. Häufiger jedoch können im Rahmen von Autoimmunerkrankungen, Immundefekten, Virusinfektionen, malignen Neoplasien des lymphatischen Systems sowie auch medikamenteninduziert autoimmunhämolytische Anämien auftreten, deren

Tabelle 6. Diagnostik von korpuskulären hämolytischen Anämien

Erkrankung	Erythrozytenmorphologie	Bestatigungsteste
Hereditäre Sphärozytose	Mikrosphärozyten	Osmot. Resistenz
Thalassämie	Target-Zellen	Hb-Elektrophorese, evtl. PCR
Sichelzellanämie	Sichel-Zellen	Hb-Elektrophorese, evtl. PCR
Erythrozytenenzym-Defekte (z. B. Gluc-6-PD-Mangel)	unspezifisch Heinz-Körper	Erythrozytenenzyme
PNH (Paroxysmale nächtliche Hämoglobinurie bzw. „Marchiafava-Anämie")	unspezifisch	Defekt von Glykolipidanker-Antigenen wie CD59 und CD55

Ursache im Einzelfall nicht offenkundig ist. Man unterscheidet sog. Wärme-, Kälte- und bithermische (Donath-Landsteiner)-Antikörper; die Beladung der Patientenerythrozyten mit diesen Antikörpern kann im direkten Antihumanglobulintest (Coombs-Test) nachgewiesen und muss bei positivem Ausfall in ihrer Spezifität mit anderen Methoden weiter differenziert werden.

Diagnostik bei Eisenstoffwechsel-/ Erythropoesestörungen

Die Kenntnis der physiologischen Grundlagen und die Verfügbarkeit klinisch-chemischer Laborbefunde sind Arbeitswerkzeuge des Arztes am Krankenbett. Zunehmend größere Schwierigkeiten bereitet die Interpretation der Datenfülle aus dem klinischen Labor und die Korrelation mit dem klinischen Status des Patienten.
Wie sind die Resultate des Labors zu interpretieren, damit sie rascher und leichter vom Kliniker aufgenommen werden können?

Die Eisen-Balance des Körpers

Die Eisen-Balance wird ausschließlich durch die Resorption kontrolliert. Deshalb kommt der Eisenaufnahme für den gesamten Eisenstoffwechsel eine große Bedeutung zu (Abb. 19). Der tägliche Eisenbedarf des Menschen ist vom Lebensalter und vom Geschlecht abhängig. In der Pubertät und in der Schwangerschaft besteht ein erhöhter Bedarf. Unter physiologischen Bedingungen bleibt der Gesamtbestand an Eisen beim Erwachsenen weitgehend konstant. Die Resorptionsmenge beträgt etwa 10% = 1 mg des mit normaler Kost täglich aufgenommenen Nahrungseisens. Diese Resorptionsmenge kann bei Eisenmangelzuständen bis auf 20 bis 40% = 2 bis 4 mg ansteigen.
   Der physiologische Eisenverlust ist gering, vergleichbar der Menge des resorbierten Eisens. Er kommt durch Abschilferung von Darmepithelien und durch Ausscheidung über Galle, Urin und Schweiß zustande.

Die Eisen-Balance des Körpers

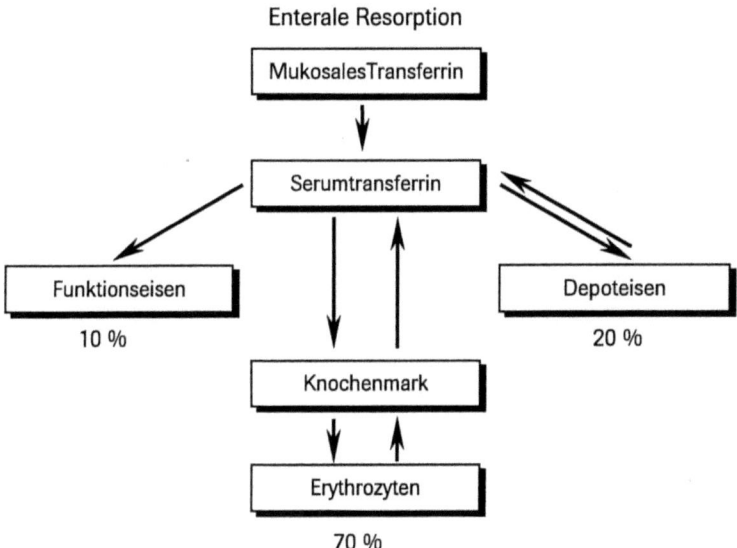

Abb. 19. Eisenverwertung

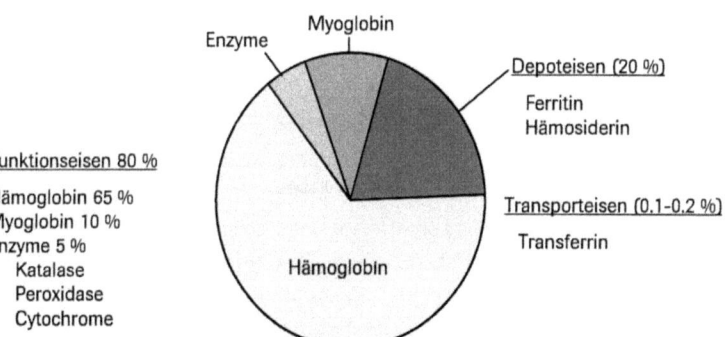

Abb. 20. Gesamtbestand Körpereisen

Da Resorption und Eisenverlust unter physiologischen Bedingungen limitiert sind, kann das Vorratseisen nur durch drastische Zufuhr von außen erhöht werden. So vergrößert jede Bluttransfusion von einem Liter Blut das Vorratseisen des Körpers um etwa 250 mg. Auch eine chronisch erhöhte Eisenzufuhr erhöht das Vorratseisen, wenn diese Zufuhr nicht durch Blutverluste, etwa über den Gastrointestinaltrakt, ausgeglichen wird.

Störungen der Eisenresorption können durch einen Eisenresorptionstest nachgewiesen werden. Dieser ist sowohl bei der Suche nach den Ursachen eines Eisenmangels als auch zum Nachweis der pathologisch gesteigerten Eisenresorption bei der primären Hämatochromatose von Bedeutung.

Eisenresorptionstest

Der Test sollte folgendermaßen durchgeführt werden:

- Nüchternblutabnahme zur Bestimmung des Ausgangswertes der Serumeisenkonzentration
- Orale Gabe eines 2-wertigen Eisenpräparates (200 mg Fe^{++})
- Erneute Blutabnahme nach 3 Stunden

Alternative bei konkretem Verdacht auf gestörte Resorptionskinetik: Blutabnahme nach 1, 2, 3, 4 und 5 Stunden.

Bei normaler Eisenresorption muss im Beobachtungszeitraum ein Anstieg auf das 2- bis 3-fache des Ausgangswertes erfolgen.

Ein verminderter oder verzögerter Anstieg deutet auf eine sekundäre Eisenüberladung oder eine Eisenresorptionsstörung hin, die einen Eisenmangel zur Folge haben kann. Dagegen findet sich ein beschleunigter oder verstärkter Anstieg bei Eisenmangelformen, die nicht auf einer Resorptionsstörung beruhen, sowie bei der primären Hämochromatose [145].

Die Eisenbilanz wird mit ± 1 bis 2 mg pro Tag konstant gehalten und über die intestinale Mukosakapazität der Resorption gesteuert. Der Organismus speichert in der Regel genug Eisen, um plötzliche, extreme Blutverluste auszugleichen. Er speichert

Die Eisen-Balance des Körpers

den Überschuss, der nicht zur Synthese von Hämoglobin, Myoglobin oder Eisenenzymen gebraucht wird, in den Depotproteinen Ferritin und Hämosiderin.

Der Gesamtbestand an Eisen des gesunden menschlichen Organismus beträgt bei der Frau etwa 3,5 bis 4 g und beim Mann 4 bis 5 g [103]. Etwa 70 % davon sind in Hämoglobin gespeichert. 10 % sind eisenhaltige Enzyme und Myoglobin, 20 % finden sich in den Eisendepots des menschlichen Organismus und nur 0,1 bis 0,2 % sind als Transporteisen an Transferrin gebunden. Diese prozentuale Eisenverteilung gilt jedoch nur für optimale Ernährungsbedingungen (Abb. 20).

Ca. 85 % des sogenannten Funktionseisens macht Hämoglobin aus. Pro Gramm Hämoglobin werden 3,4 mg Eisen gerechnet. Da die Lebensdauer der roten Blutzelle 120 Tage beträgt, benötigt ein Erwachsener etwa 16 bis 20 mg Eisen täglich, um diese für das Leben wichtigen Zellen zu ersetzen [13]. Der Großteil des dafür benötigten Eisens kommt aus absterbenden Blutzellen.

Während der Schwangerschaft, Geburt und Stillzeit überschreitet der zusätzliche Bedarf bei weitem das Angebot an resorbierbarem Eisen aus der Nahrung. Der Eisenverlust bei normaler Menstruation beträgt ca. 15 bis 30 mg (100 ml Blut

Tabelle 7. Eisenverteilung im menschlichen Körper

		(männlich) 70 kg		(weiblich) 60 kg	
		mg	%	mg	%
Funktionseisen	Hämoglobin	2800	66	2500	70
	Myoglobin	200	4	150	4
	Enzyme	400	10	350	10
Transporteisen	Transferrin	4	0,1	4	0,1
Depoteisen	Ferritin Hamosiderin	800	20	500	16
Σ ~		4200	100	3500	100

enthalten ca. 50 mg Eisen). Der zusätzliche Eisenbedarf während einer Schwangerschaft beträgt zwischen 700 und 1000 mg.

Der zweitgrößte Anteil des Funktionseisens macht das Myoglobin mit etwa 10 % aus. Myoglobin ist ebenso wie das Hämoglobin ein sauerstoffbindendes Hämoprotein mit einem Molekulargewicht von etwa 17 100 Daltons. Es wird in der quergestreiften Muskulatur (Skelett- und Herzmuskel) gebildet. Aufgrund seiner höheren Affinität gegenüber Sauerstoff verglichen mit Hämoglobin, ist Myoglobin für Transport und Speicherung von Sauerstoff in der quergestreiften Muskulatur verantwortlich.

Die diagnostische Spezifität der Serum-Myoglobin-Bestimmung ist eingeschränkt, da eine Unterscheidung von Myoglobin aus Skelett- bzw. Herzmuskel nicht möglich ist. Ein Anstieg im Serum wird sowohl bei allen Formen von Muskelerkrankungen und Traumata als auch beim Myokardinfarkt beobachtet. Der diagnostische Wert bei der Beurteilung der Einschränkung der Nierenfunktion ist begrenzt, da Myoglobin zu Monomeren abgebaut wird und vollständig im Harn ausgeschieden wird. Zu erwähnen ist die Myoglobinbestimmung zur Leistungsbeurteilung in der Sportmedizin.

Bedingt durch Zyklus und Schwangerschaft, wird bei Frauen durch Blutverlust eine Abnahme des Depoteisens bis auf 250 mg – das sind nur 5 bis 10 % des Gesamteisenbestandes – gefunden. Nach einer Schätzung der WHO leiden 50 % aller fertilen Frauen der westlichen Länder an einer Hyposiderinämie.

Klinische Wertigkeit der Ferritinbestimmung

Massive Störungen der Eisenbalance können am Füllungszustand des Eisenspeichers (Mangel oder Überladung) abgelesen werden [41]. Darüber hinaus werden Eisenverteilungsstörungen zwischen Funktions-, Depot- und Transporteisen beobachtet. Indikator für den Füllungszustand der Eisenspeicher ist Serum/Plasma-Ferritin. Zur Diagnose von Verteilungsstörungen werden zusätzliche Indikatoren (Transferrin, Transferrinsättigung und hämatologische Untersuchungen) benötigt.

Ferritin ist das wichtigste Eisenspeicherprotein. Mit dem quantitativ und biologisch weniger bedeutsamen Hämosiderin enthält es etwa 15 bis 20 % des Gesamtkörpereisens. Ferritin kommt in nahezu allen Organen vor. Besonders hohe Konzentrationen finden sich in Leber, Milz und Knochenmark. Beim gesunden Erwachsenen korreliert die Ferritinkonzentration im Serum direkt mit der verfügbaren Menge des im Organismus gespeicherten Eisens. Vergleichsuntersuchungen mit quantitativen Phlebotomien und die histochemische Beurteilung von Knochenmarkspunktaten haben gezeigt, dass bei Eisenmangel sowie in Stadien einer primären oder sekundären Eisenüberladung Ferritin eine präzise Aussage über die für die Hämoglobinsynthese verfügbaren Eisenreserven des Organismus macht [68].

Wird mehr Eisen zugeführt als der Organismus im Ferritin speichern kann, erfolgt die Eisenablagerung als Hämosiderin in den Zellen des retikuloendothelialen Systems. Hämosiderin ist im Gegensatz zu Ferritin nicht wasserlöslich und sein Eisenanteil ist nur schwer mobilisierbar.

Im Vergleich der verschiedenen Parameter, die zur Bestimmung der Eisenspeicher des Organismus zur Verfügung stehen, ist vor mehr als 10 Jahren bereits die Wertigkeit der Serum/Plasma-Ferritinbestimmung gezeigt worden.

Tabelle 8. Wertigkeit verschiedener Parameter zur Erfassung eines Eisenmangels

	Sensitivität in %	Spezifität in %	Effizienz in %
Serumeisen + Transferrin	84 84	43 63	52 67
Serumferritin	79	96	92
Serumeisen + Serumferritin	84	42	51
Transferrin + Serumferritin	84	50	64

Ferritin ist zur Beurteilung des Eisenstoffwechsels einer Patientenpopulation, die nicht primär an einer konsumierenden Erkrankung oder chronischen Entzündung leidet, hervorragend geeignet. Die Ferritinbestimmung bietet sich vor allem in der Diagnostik des Eisenstoffwechsels, der Überwachung der Eisentherapie, zur Feststellung der Eisenreserve bei Risikogruppen sowie in der Differentialdiagnostik der Anämien an [84].

Repräsentative Ferritinwerte – Füllungszustand der Eisenspeicher

Die Ferritinbestimmung ist die geeignete Methode zur Erfassung der Eisenstoffwechselsituation. Ergänzend werden die Transferrinbestimmung und die Transferrinsättigung in der Differentialdiagnose herangezogen.

In der Klinik, vor allem zu Beginn der Therapie, ist die Bestimmung des Ferritins repräsentativ für den Füllungszustand der Eisenspeicher. Besonders frühzeitig kann ein Mangel in den Speichern des retikuloendothelialen Systems (RES) erfasst werden. Für den prälatenten Eisenmangel hat sich in der Klinik der

Tabelle 9. Klinische Bedeutung der Ferritinbestimmung

1. Repräsentativer Befund

    Erfassen eines prälatenten und latenten Eisenmangels
    Differentialdiagnose der Anämien
    Überwachen von Risikogruppen
    Überwachen einer Eisentherapie
    Erfassen des Eisenstatus von Dialysepatienten und Polytransfundierten
    Diagnose von Eisenüberladung
    Überwachung von Aderlasstherapie bzw. Chelatbildner-Therapie

2. Nichtrepräsentativer Befund

    Zerstörung von Leberzellgewebe
    Infektionen
    Entzündungen (Kollagenosen)
    Malignome
    Eisentherapie (parenteral)

Grenzwert von 20 ng/ml bewährt. Dieser Wert zeigt verlässlich eine Erschöpfung der zur Hämoglobinsynthese mobilisierbaren Eisenreserven an. Unterschreiten des Grenzwertes von 12 ng/ml ist als latenter Eisenmangel definiert. Beide Werte sind auch bei noch morphologisch normalem Blutbild nicht weiter labormäßig abklärungsbedürftig. Sie stellen eine Indikation zur Therapie dar, allerdings muss nach der Ursache des Eisenmangels gefahndet werden. Ist der erniedrigte Ferritinspiegel mit einer hypochromen, mikrozytären Anämie vergesellschaftet, liegt ein manifester Eisenmangel vor.

Ist der Ferritinspiegel erhöht und kann durch Bestimmung der Transferrinsättigung und/oder des C-reaktiven Proteins sowie durch Untersuchung der Blutsenkungsreaktion und des Blutbildes eine Verteilungsstörung ausgeschlossen werden, so ist der erhöhte Ferritinwert für eine Überladung des Organismus an Eisen repräsentativ. Als Grenzwert wird 400 ng/ml Ferritin angenommen. In diesen Fällen ist die Transferrinsättigung massiv erhöht (über 50 %).

Wenn keine Hinweise auf eine andere Erkrankung des Organismus vorliegen, muss an eine primäre oder sekundäre Hämochromatose gedacht werden. Es ist die weiterführende Differentialdiagnose mittels Anamnese, molekularbiologischem Nachweis und eventuell zusätzlicher Leberbiopsie, Knochenmarkspunktion oder Kernspintomographie voranzutreiben. Die Diagnose einer primären Hämochromatose bedarf weiterführender Untersuchungen nach Organschäden.

Tabelle 10. Serum/Plasma-Ferritin-Konzentrationen bei gesunden Personen und Patienten mit Eisenmangel und Eisenüberladung

Referenzbereich	
– Männer und Frauen uber 50 Jahre	30–300
– Frauen unter 50 Jahren	10–160
Pralatender Eisenmangel (Speichereisenmangel)	< 20
Latenter Eisenmangel, Eisenmangelanämie	< 12
Reprasentative Eisenüberladung	> 400

Transferrin, Transferrinsättigung

Erhöhte, nichtrepräsentative Ferritinwerte sind vieldeutig und werden bei einer Reihe entzündlicher Erkrankungen, bei Malignomen und bei Leberparenchymschäden beobachtet. Ebenso werden bei einer Reihe von Anämien verschiedener Genese mit z. T. echter Eisenüberladung erhöhte Ferritinwerte gefunden. Auch eine orale oder parenterale Eisentherapie, die erst vor kurzer Zeit beendet wurde, kann erhöhte, nicht-repräsentative Ferritinwerte ergeben.

Diese nicht-repräsentativen Erhöhungen des Ferritins beruhen in der Regel auf Verteilungsstörungen und können durch Bestimmung des Transferrins und der Transferrinsättigung differentialdiagnostisch abgeklärt werden. Bei allen diesen Prozessen ist das Transferrin erniedrigt oder an der Untergrenze des Referenzintervalls. Die Transferrinsättigung ist erniedrigt bis normal und aus dem Blutbild kann oft eine hypochrome Anämie diagnostiziert werden.

Erhöhte Transferrinwerte werden bei Eisenmangel und vor allem in der Schwangerschaft beobachtet. Auch eine medikamentöse Induktion (Gabe von oralen Antikonzeptiva) kann das Transferrin erhöhen. Eine genaue Anamneseerhebung ist unumgänglich.

Eine Reihe seltener Anämien mit Hyperferritinämie und niedrigem Transferrinspiegel gehören dem Formenkreis der sideroachrestischen Erkrankungen an und sind angeborene hypochrome, mikrozytäre Anämien (Atransferrinämie, Autotransferrin-Antikörper, Rezeptordefekte).

Erhöhte Ferritinwerte und meist erniedrigte Transferrinwerte können auf Anämien mit ineffektiver Erythropoese hinweisen (Thalassämien, megaloblastische, sideroblastische und dyserythropoetische Anämien). Myelodysplastische Syndrome können dagegen erhöhte Transferrinwerte bei ebenfalls hohem Ferritin aufweisen.

Häufig wird eine erhöhte Ferritinkonzentration ohne Korrelation zum vorhandenen Eisendepot bei Patienten mit Malignomen gemessen. Für dieses Phänomen werden eine erhöhte Ferritinsynthese neoplastischer Zellen, eine Ferritinfreisetzung beim Zerfall von neoplastischem Gewebe und eine blockierte Erythropoese durch chronisch entzündliche Prozesse in und um das Tumorgewebe diskutiert. Bei Ferritinbestimmungen von Malignomträgern werden hohe Konzentrationen von sauren Isoferritinen teilweise miterfasst [83].

Bei Entzündungen, infektiösen Erkrankungen oder Malignomen weisen niedrige Transferrinwerte und niedrige Transferrinsättigung auf die Verteilungsstörung hin. Niedrige Transferrinwerte können entweder durch Verluste (renal, intestinal) oder durch verminderte Synthese (kompensatorisch, Leberschaden) bedingt sein.

Niedrige Transferrinwerte werden bei Leberzirrhose meistens infolge des gestörten Proteinstoffwechsels beobachtet. Beim nephrotischen Syndrom sind die Transferrinverluste im Harn so hoch, dass erniedrigte Transferrinspiegel die Regel sind. Die Transferrinausscheidung im Harn wird zur Bestimmung der Selektivität einer Proteinurie herangezogen.

Tabelle 11. Transferrin in der Differentialdiagnose von Eisenstoffwechselstörungen

1. Normal bis gering ausgeprägte Erniedrigung des Transferrinspiegels
   Primäre Hämochromatose – Ausnahme: Spatstadium sekundäre Hämochromatose
2. Erniedrigte Transferrinspiegel
   Infekte/Entzündungen/Kollagenosen
   Tumoren
   Patienten an Hämodialyse
   Leberzirrhose – Synthesestörung
   Nephrotisches Syndrom – Verluste
   Ineffektive Erythropoese (z. B. sideroachrestische und megaloblastische Anämien) Thalassamien
3. Erhöhte Transferrinspiegel
   Eisenmangel
   Östrogeninduzierte Synthesesteigerung (Schwangerschaft, Medikation)
   Ineffektive Erythropoese (manche Formen, z. B. myelodysplastische Syndrome)

Die Transferrinbestimmung sowie die Transferrinsättigung sind wertvolle Hilfen bei der Differentialdiagnose erhöhter Ferritinwerte. Die echte Eisenüberladung geht mit einer erhöhten Transferrinsättigung einher. Nicht-repräsentative Ferritinwerte sind bei einer Verteilungsstörung durch eine niedrige Transferrinsättigung und eine niedrige Transferrinkonzentration charakterisiert.

Transferrin-Rezeptor (sTfR)

Die Konzentration des Serum-Transferrin-Rezeptors wird im Wesentlichen durch zwei Faktoren bestimmt: Durch den Eisenstatus der Zellen und die Erythropoeseaktivität. Neben der Ferritinbestimmung zur Erfassung des Eisenvorrats und der Bestimmung der Erythropoetin-Aktivität hat sich die Bestimmung des zirkulierenden Transferrin-Rezeptors als sensibles Werkzeug zur Erfassung des prälatenten Eisenmangels, zur Unterscheidung des Eisenmangels von der Eisenverwertungsstörung bei chronischen Erkrankungen und als nützliches Werkzeug bei der Bestimmung des Eisenmangels erwiesen [134].

Eisenmangel, gleich welcher Ursache, führt zu einer gesteigerten Expression des Transferrin-Rezeptors und entsprechend zu einer erhöhten Konzentration des löslichen Transferrin-Rezeptors im Plasma. Alle Formen des Speichereisenmangels können mit großer Sicherheit durch eine niedrige Plasmaferritinkonzentration nachgewiesen werden. Die Messung des löslichen Transferrin-Rezeptors bietet deshalb hier keinen Vorteil. In Fällen mit ausreichenden Eisenreserven, jedoch funktionellem Eisenmangel, d. h. Eisenverwertungsstörungen, zeigt eine erhöhte Konzentration des löslichen Transferrin-Rezeptors die Eisenunterversorgung der Erythropoese bzw. eine mangelnde Eisenmobilisierung an [134].

Bei *malignen Neoplasien und chronischen Entzündungen* kommt es zu einem Mangel an Transport- und Funktionseisen bei gleichzeitiger relativer Überladung der Eisenspeicher, und bei gleichzeitiger relativer Eisenunterversorgung der erythropoetischen Zellen (u. a. als Folge der verminderten Transferrinsynthese). Die verminderte Verfügbarkeit von Eisen stellt einerseits einen Schutzmechanismus, andererseits auch einen wesentlichen Pathomechanismus bei der Entwicklung einer Entzündungsanämie dar. Ist die Eisenverteilungsstörung ausgeprägt, muss mit einer hypochromen Anämie gerechnet werden. Sie wird durch die Ferritinbestimmung von der Eisenmangelanämie unterschieden.

Neben der gedrosselten Transferrinsynthese führt eine vermehrte Freisetzung von Zytokinen wie IFN-γ und TNF-α zu einer vermehrten Eisenaufnahme in Makrophagen über eine gesteigerte Transferrin-Rezeptor-Expression. Die gesteigerte Eisenaufnahme in den Makrophagen induziert eine vermehrte intrazelluläre Ferritinsynthese. Diese vermehrte Eisenspeicherung in Makrophagen entzieht bei chronischen Entzündungen und Tumoren dem ohnehin bereits verminderten Transferrin zusätzlich einen Teil des Eisens.

Eine weitere Ursache für die Anämieentstehung ergibt sich aus der verminderten Erythropoeseaktivität. Es liegt sicher kein Erythropoetinmangel vor, sondern eine möglicherweise zytokinbedingte Dysregulation.

Bei der Mehrzahl der Eisenverteilungsstörungen liegt eine Eisenunterversorgung der erythropoetischen Zellen, gepaart mit einer verminderten erythropoetischen Aktivität, vor. Dementsprechend ist die Transferrin-Rezeptor-Expression meistens unauffällig.

Auch bei normalen Eisenreserven und normaler Eisenverteilung, kenntlich an einer normalen Serumferritinkonzentration, sind Eisenverwertungs- bzw. -einbaustörungen möglich, die das Bild einer Eisenmangelanämie vortäuschen, da sie ebenfalls zu einer mikrozytären Anämie führen können. Seit Erythropoetin anstelle der früher üblichen Transfusionen zur Behandlung der renalen Anämien eingesetzt wird, stellen Dialysepatienten die zahlenmäßig größte Gruppe dieses Anämie-Typs dar [106, 130].

Die Ferritinkonzentration gibt in der Regel die Eisenreserven korrekt wieder (Ausnahme unmittelbar vorausgegangene Eisensubstitution oder Zweiterkrankung mit Eisenverteilungsstörung) und kann deshalb als Richtschnur verwendet werden, um einen eventuellen Speichereisenmangel zu erkennen bzw. bei Eisensubstitutionstherapie eine Eisenüberladung zu vermeiden.

Die Transferrinsättigung gilt gegenwärtig als bester Indikator des mobilisierbaren Transporteisens und ist dem Eisenbedarf umgekehrt proportional. Eine erniedrigte Transferrinsättigung gilt bei Dialysepatienten als Zeichen einer unzureichenden Eisenmobilisation und damit eines substitutionsbedürftigen funktionellen Eisenmangels. In Zukunft sollte die Konzentration des löslichen Transferrinrezeptors als unmittelbarer Indikator des Eisenbedarfs verwendet werden. In keinem Fall kann der Transferrinrezeptor aber die Ferritinbestimmung zur Beurteilung der Eisenreserven ersetzen, da er die aktuelle Erythropoeseaktivität bzw. deren Eisenbedarf widerspiegelt, die nicht zwingend mit den Eisenreserven korreliert.

Alle *Eisenüberladungszustände* sind klinisch-chemisch an der erhöhten Plasma-Ferritinkonzentration, am gleichzeitig erhöhten Eisenspiegel und der höheren Transferrinsättigung bei meist kompensatorisch verminderter Transferrinsynthese erkennbar.

Je nach Ursache der Eisenüberladung kann die Transferrin-Rezeptor-Expression sehr unterschiedlich sein, abhängig davon, ob die Erythropoese gesteigert oder vermindert ist. Dementsprechend findet sich bei allen hämolytischen Zuständen mit einer kompensatorisch erhöhten erythropoietischen Aktivität auch eine erhöhte Transferrin-Rezeptor-Konzentration im Plasma. Bei der Niereninsuffizienz (ohne Erythropoetintherapie) wird eine verminderte Transferrin-Rezeptor-Expression, entsprechend einer gemessenen stark verminderten Erythropoese gefunden. Bei der Hämochromatose ist die Erythropoese nicht unmittelbar betroffen. Die Transferrin-Rezeptor-Expression kann normal oder vermindert sein [107].

Die Eisen-Balance des Körpers

Eisenmangel: Ferritin erniedrigt

Bei einer negativen Eisenbilanz werden zuerst die Eisendepots abgebaut – messbar am Ferritinspiegel. Relativ spät sinkt die (transferringebundene) Eisenkonzentration ab (messbar an der geringeren Transferrinsättigung).

Eisenmangelanämie

Die Diagnostik des nicht-manifesten Eisenmangels ist mit klinischen Methoden praktisch unmöglich. Der körperliche Befund und das subjektive Befinden von Patienten mit Eisenmangel weisen keine sicher zuordnenbaren Änderungen auf. Erst die Entwicklung einer Anämie, der schon eine Gewebeeisenverarmung vorangeht, führt zu den klinisch bekannten Symptomen wie Blässe, Schwäche, Konzentrationsmangel, Belastungsschwäche und herabgesetzte Infektresistenz. Die relativ spezifischen Veränderungen von Haut und Schleimhäuten, atrophische Glossitis und Gastritis, Mundwinkelrhagaden, Haar- und Nagelatrophie sind Spätzeichen. Eine wichtige Erfahrung ist, dass Eisenmangel sehr häufig eine Begleiterkrankung schwerer lebensbedrohlicher Zustände ist und daher eine Indikatorfunktion für solche Erkrankungen erfüllt.

Die Diagnose Eisenmangel kann nur durch Laboruntersuchungen gesichert werden, wobei aus den Befundkonstellationen prälatenter, latenter und manifester Eisenmangel unterschieden werden. Beim prälatenten Eisenmangel ist die Körpereisenreserve vermindert. Der latente Eisenmangel ist durch eine

Tabelle 12. Eisenstatus

		MANGEL			UBERLADUNG	
		Prälatent	Latent	Manifest	Primär	Sekundär
Ferritin	(ng/ml)	< 20	< 12	< 12	> 400	> 400
Transferrin	(mg/dl)	360	> 360	>> 360	normal - ↓	normal - ↓
Eisenabsorption		↑	↑	↑	↑	↓
Erythrozyten		normal	normal	mikrozytär	normal	normal
Sideroblasten	%	40-60	< 10	< 10	40-60	40-60

Minderversorgung der Erythropoese mit Eisen charakterisiert. Er geht in den manifesten Eisenmangel über, der durch die klassische Eisenmangelanämie gekennzeichnet ist.

Eisenmangel prälatent

Der prälatente Eisenmangel – dem Speichereisenmangel gleichzusetzen – ist durch eine negative Eisenbilanz charakterisiert. Die Reaktion des Organismus ist eine Steigerung der intestinalen Eisenresorption. Histochemisch nimmt der Eisengehalt im Knochenmark und im Lebergewebe ab. Als Gradmesser der gesteigerten intestinalen Resorption steigt im Blut das Eisentransportprotein Transferrin an.

Der Speichereisenverbrauch lässt sich am einfachsten durch quantitative Bestimmung des Ferritins nachweisen. Charakteristisch ist ein Absinken der Ferritins auf Werte < 20 ng/ml. Das im zirkulierenden Blut nachweisbare Ferritin steht zu den Eisenreserven in einem direkten Verhältnis und hat damit Indikatorfunktion. Die Ferritinbestimmung hat die Eisenbestimmung im Knochenmark zur Bestimmung der Reserveeisenvorräte praktisch ersetzt. Zunehmend wichtig wird die Bestimmung des Transferrin-Rezeptors (sTfR) [106].

Eisenmangel latent

Bei zunehmendem Verbrauch des Reserveeisens bzw. bei der völligen Entleerung der Eisendepots wird der Eisennachschub für die Erythropoese negativ. Der völlige Verlust an Speichereisen ist durch einen Abfall der Ferritinkonzentration unter 12 ng/ml ablesbar. Ein Hinweis für die mangelnde Eisenversorgung der Erythropoese ist das Absinken der Transferrinsättigung unter 15 %. Als morphologisches Kriterium sinkt die Zahl der Sideroblasten im Knochenmark unter 10 % ab. In diesem Zustand des latenten Eisenmangels sind noch keine Veränderungen im roten Blutbild feststellbar.

Eisenmangel manifest – Eisenmangelanämie

Dieses Stadium ist labormäßig dadurch charakterisiert, dass neben dem vorher beschriebenen Absinken der Ferritinkonzentration im Blut unter 12 ng/ml eine Verminderung der Hämoglobinkonzentration unter 12 g/dl eintritt. Morphologisch äußert sich der manifeste Eisenmangel darin, dass die Erythrozyten zunehmend hypochrom und mikrozytär werden. Das mittlere Zellvolumen (MCV) sinkt unter 85 fl ab, das mittlere zelluläre Hämoglobin (MCH) beträgt weniger als 27 pg und die mittlere zelluläre Hämoglobinkonzentration (MCHC) sinkt auf Werte unter 31 g/dl. Die Erythrozyten im peripheren Blutbild sind verkleinert, im Zentrum abgeblasst. Die Änderung wird mit dem Begriff Anulozyten beschrieben. Die morphologische Veränderung des peripheren Blutbildes tritt nicht sofort auf, sondern erst, wenn die normochrome Erythrozytenpopulation durch die hypochromen, mikrozytären Erythrozyten im Verlauf der natürlichen Mauserungsrate ersetzt wurden. Eine normochrome, nor-

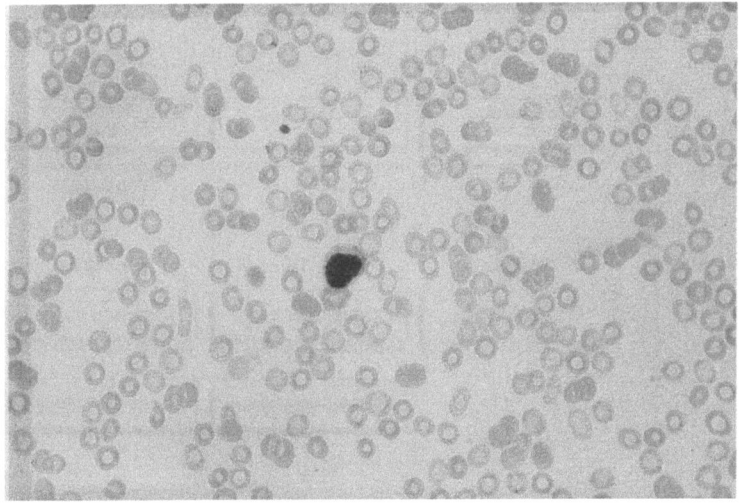

Abb. 21. Anulozyten

mozytäre Anämie schließt keineswegs einen Eisenmangel aus. Eine ausgeprägte Hypochromie und Mikrozytose weist darauf hin, dass der Eisenmangel schon über längere Zeit – meist mehrere Monate – besteht (Abb. 21).

Eine hypochrome, mikrozytäre Anämie muss nicht unbedingt eine Eisenmangelanämie sein. Eine morphologisch charakterisierte Anämie, die mit einem Ferritinwert unter 12 ng/ml einhergeht, kann jedoch immer als Eisenmangelanämie definiert werden und erspart zunächst weiterführende Untersuchungen.

Differentialdiagnose des Eisenmangels

Es ist differentialdiagnostisch äußerst wichtig, die häufige Eisenmangelanämie von anderen hyposiderämischen bzw. hypochromen Anämien abzugrenzen, da dies für die Therapie erhebliche Konsequenzen hat. Nur die Eisenmangelanämie spricht auf eine Eisensubstitution an. Patienten mit anderen hypochromen Anämien werden durch eine nicht indizierte Eisengabe der Gefahr einer Eisenüberladung ausgesetzt.

Differentialdiagnostische Erwägungen einer hypochromen Anämie sind chronische Infekt- und Tumoranämien, eine sidero-

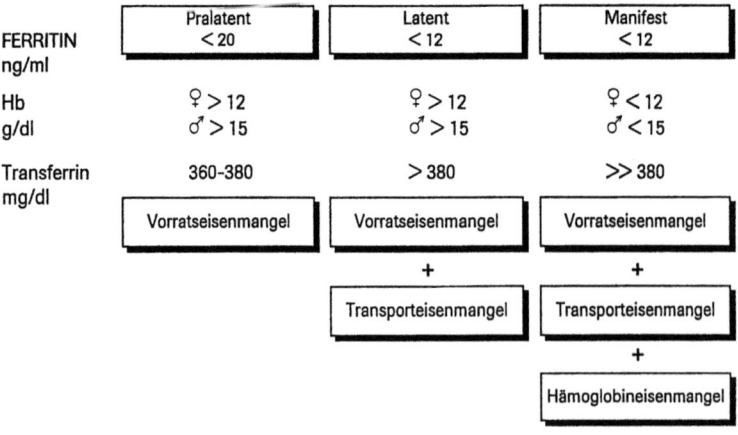

Abb. 22. Eisenmangel

blastische Anämie oder eine Thalassämie. Das wichtigste Unterscheidungsmerkmal ist das vorhandene Reserveeisen. Da alle diese Anämieformen sich von der echten Eisenmangelanämie durch normale oder erhöhte Depot-Eisenkonzentrationen unterscheiden, können sie an der Plasma-Ferritinkonzentration abgelesen werden (Abb. 22).
Die Kombination einer Infekt- oder Tumoranämie bzw. Thalassämie mit einer Eisenmangelanämie kann vorkommen. In jedem dieser Fälle zeigt die Bestimmung des Plasma-Ferritins die Verminderung der Eisenspeicher an und rechtfertigt eine Eisentherapie.

Klinische Bilder des Eisenmangels

Eisenmangel tritt als Zeichen des physiologischen Mehrbedarfs in der Wachstumsphase, als Folge der Menstruation, in der Schwangerschaft und Stillperiode auf. Die Hauptursachen des pathologischen Eisenmangels sind jedoch Blutverluste, meistens aus dem Gastrointestinaltrakt, bei Frauen auch aus dem Urogenitaltrakt, seltener bei beiden Geschlechtern durch Nieren- und Blasenblutungen. Auch eine gestörte Eisenresorption (Malabsorption) kann Ursache eines Eisenmangels sein. In diesem Fall ist auf eine mit Eisenresorption interferierende Medikation zu achten. Die klinischen Erscheinungsbilder des Eisenmangels, sei er latent oder manifest, sind nach Blutverlusten relativ leicht durch ausführliche Anamnese oder entsprechende diagnostische Maßnahmen zu erfassen. Bei gastrointestinalen Verlusten kommt der Suche nach okkultem Blut im Stuhl eine besondere Bedeutung zu.

Iatrogener Eisenmangel kann durch exzessive Labordiagnostik oder medikamentös, z. B. durch nicht-steroidale Antirheumatika und Antazidagaben hervorgerufen werden. Hierzu zählen auch die durch Kortikosteroide hervorgerufenen asymptomatischen gastrointestinalen Verluste.

Zu häufiges Blutspenden (z.B. 2–4 Spenden innerhalb eines Jahres) führt zur Entleerung der Eisenspeicher. Bei weiteren

Spenden stellt sich das Ferritin auf einem erniedrigten – aber konstanten – Niveau ein. Bei männlichen Blutspendern mit 4 und mehr Spenden pro Jahr bzw. bei weiblichen mit 2 oder mehr Spenden pro Jahr sollte mindestens eine Ferritinbestimmung pro Jahr durchgeführt werden, um prälatente oder latente Eisenmangelzustände erkennen und therapieren zu können [84].

Störungen der Eisenresorption nach Magenresektionen (oft mit einem Vitamin B_{12}-Mangel vergesellschaftet) sowie bei chronisch atropher Gastritis sind bekannt. Iatrogen kann Malabsorption durch eine Tetracyclin-Langzeittherapie, wie sie oft bei Akne durchgeführt wird, induziert werden. Auch die idiopathische Sprue führt in der Regel zu Eisenresorptionsstörungen und einer dementsprechenden Anämie.

Besonderes Augenmerk muss auf unterschiedliche Bevölkerungsgruppen gelenkt werden, bei denen aus verschiedenen Ursachen ein Eisenmangel häufig ist: Kleinkinder und Adoleszente, alternde Menschen, Leistungssportler und Personen, die eine einseitige Diät halten.

Kindliche Verhaltensstörungen haben ihre Ursache oft in einem latenten oder manifesten Eisenmangel. Auch die intellek-

Tabelle 13. Eisenmangel – Ursachen

1. Physiologischer Mehrbedarf • Wachstumsphase • Menstruation • Gravidität • Stillperiode 2. Blutverluste • Gastrointestinal – Varicen – Ulcera – Tumore – Entzündungen – Missbildungen (Gefäße) • Urogenital – Hypermenorrhoe – Geburt	– Tumoren der Harnwege – Konkremente • Iatrogen – Labordiagnostik (exzessiv) – Medikamente – Blutspender 3. Resorptionsstörungen • Sprue • Magenresektionen • Chronisch atrophe Gastritis • Medikamente 4. Mangelndes Angebot • Einseitige Ernährung • Senium • New vegetarians

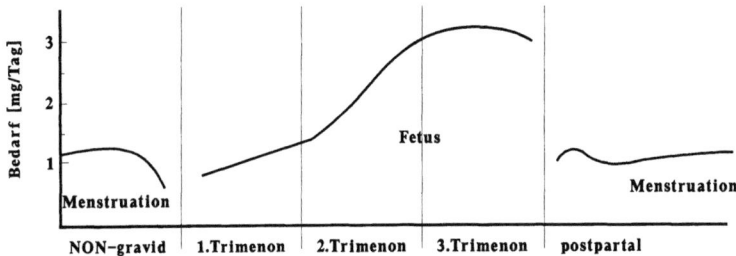

Abb. 23. Eisenbedarf während der Schwangerschaft

tuelle – vor allem die kognitive – Entwicklung im Kindesalter wird durch Eisenmangel negativ beeinflusst. Die beobachteten Symptome sind durch orale Eisengaben behebbar. In Diskussion ist, ob durch frühkindlichen Eisenmangel bleibende Schäden der Gehirnentwicklung gesetzt werden. Der Eisenmangel in der Adoleszenz, vor allem bei Mädchen, wird durch diätetische Gewohnheiten verschärft. Das Eisenangebot erreicht oft nur 50 % der empfohlenen Zufuhr. Im zeitlichen Zusammenfall mit der Pubertät führt dies zu einem Eisendefizit [116].

In mehr als 50 % aller Graviden wird ein latenter Eisenmangel beobachtet. Aus dem physiologischen Ablauf einer Gravidität ist erklärbar, dass latenter Eisenmangel ab dem 3. Trimenon überwiegend auftritt. Die Bestimmung des Ferritins ist hier ein verlässlicher Parameter, um Eisenverarmung und Defizit aufzudecken. Da der tägliche Eisenbedarf im letzten Trimenon der Gravidität auf 5–6 mg/Tag anwächst, kann diese Menge auch aus einer optimalen Diät nicht mehr resorbiert werden. Eine orale Eisensubstitution ist daher notwendig (Abb. 23).

Das Eisendefizit alter Menschen, vor allem alleinstehender oder in Institutionen versorgter Menschen, scheint vor allem diätetisch bedingt zu sein [120].

Besondere Aufmerksamkeit verdient der Eisenmangel bei Sportlern beiderlei Geschlechts, die Dauersportarten betreiben. Bei Läufern ist das Eisendefizit vor allem auf die gastrointestinalen Verluste nach Langstreckenläufen zurückzuführen. Auch bei Dauerschwimmern ist der latente Eisenmangel bekannt. Bei den

Dauersportarten kommt offenbar auch noch ein hämolytischer Einfluss hinzu [116].

Extrem einseitige Diäten haben in letzter Zeit eine nicht unbeträchtliche Anhängerschaft gefunden. Sie führen vor allem dann zur Entwicklung einer Eisenmangelanämie, wenn die Nahrung einen extremen Anteil an nichtverdaulichen Ballaststoffen enthält [13].

Eisenüberladung: Ferritin erhöht

Der menschliche Organismus ist unfähig, überschüssiges Eisen aktiv auszuscheiden. Übergroße Eisenzufuhr führt zu einer Vergrößerung der Eisendepots Ferritin und Hämosiderin. Wird diese Speicherkapazität überschritten, kommt es zur Ablagerung in den parenchymatösen Organen. Die dadurch verursachte Zellschädigung führt zu Zelltod und zu Funktionsstörungen des betroffenen Organs.

Als pathologische Mechanismen für diese Schädigungen werden toxische Effekte freier Eisenionen auf den Enzymstoffwechsel und Schädigungen von Lysosomen diskutiert.

Im Gegensatz zum Eisenmangel ist die Eisenüberladung seltener. Sie wird jedoch häufig übersehen oder fehlgedeutet und kann dadurch ein lebensbedrohliches Stadium erreichen. Ein erhöhter Plasma-Ferritinspiegel sollte immer an eine Eisenüberladung des Organismus denken lassen und differentialdiagnostische Überlegungen in Richtung einer echten Eisenüberladung lenken. Andererseits müssen auch Verteilungsstörungen erwogen werden (Abb. 24).

Repräsentative Ferritinerhöhung

Eisenspeichererkrankungen lassen sich in eine primäre HLA-assoziierte Form – die sogenannte hereditäre Hämochromatose und in verschiedene sekundäre Formen – die erworbenen Hämochromatosen – einteilen. Die sekundären Formen werden auch Hämosiderosen genannt.

Eisenüberladung: Ferritin erhöht

Tabelle 14. Ursachen der Eisenüberladung

1. Primäre hereditäre Hämochromatose
2. Sekundäre erworbene
   Hämochromatose
   • Ineffektive Erythropoese
     – Thalassämia major
     – Sideroblastische Anämien
	– Aplastische Anämien
	   • Transfusionen
	3. Alimentär
	   • Extreme Eisenzufuhr
	     – Bantusiderose
	     – Chron. Alkoholismus

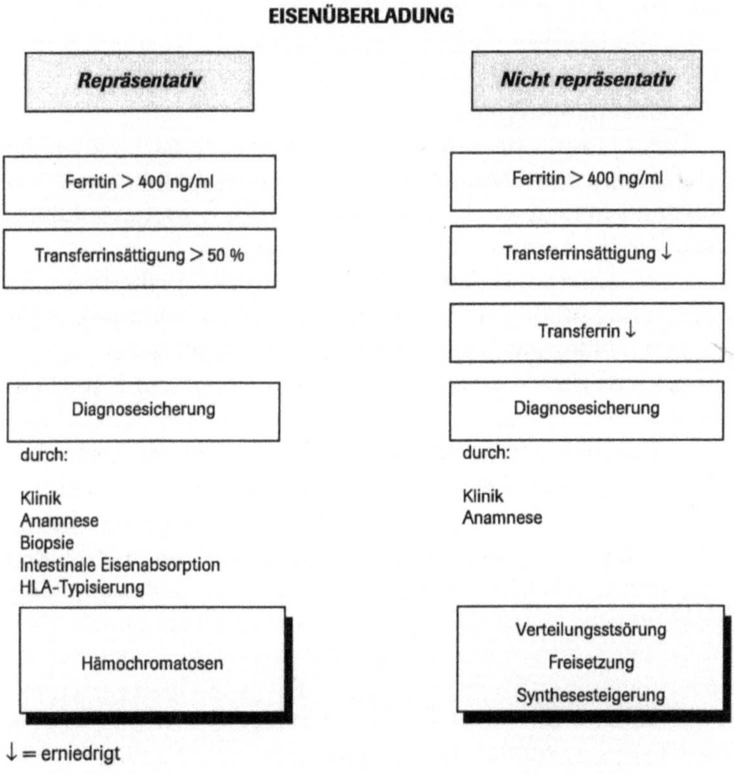

EISENÜBERLADUNG

Repräsentativ	Nicht repräsentativ
Ferritin > 400 ng/ml	Ferritin > 400 ng/ml
Transferrinsättigung > 50 %	Transferrinsättigung ↓
	Transferrin ↓
Diagnosesicherung durch: Klinik Anamnese Biopsie Intestinale Eisenabsorption HLA-Typisierung	Diagnosesicherung durch: Klinik Anamnese
Hämochromatosen	Verteilungsstsörung Freisetzung Synthesesteigerung

↓ = erniedrigt

Abb. 24. Differentialdiagnose von Krankheitsbildern mit erhöhtem Ferritin

Primäre Hämochromatose

Bei der primären, hereditären HLO-assoziierten Hämochromatose [38] liegt eine homozygot vererbte Störung des Eisenstoffwechsels vor, die zu schwerer parenchymatöser Eisenüberladung führt. Der genetische Defekt liegt in einer Genmutation am kurzen Arm des Chromosoms 6 (HFE-Gen) und führt zu einer gesteigerten Resorption von Eisen im Dünndarm und zur vermehrten Speicherung in den betroffenen Organen, nämlich den Parenchymzellen der Leber, des Herzens, Pankreas und Nebennieren mit entsprechenden klinisch diagnostizierbaren Komplikationen wie Diabetes, Leberzirrhose, Arthropathie, Kardiomyopathie und Impotenz.

Das Transportprotein für Eisen, das DTC 1, ist vor allem im Duodenum innerhalb der Enterozytenmembran lokalisiert und steigt bei alimentärem Eisenmangel an. DTC 1 wird ebenfalls in Niere, Leber, Gehirn und Herz exprimiert [47].

Das „Genprodukt HFE" ist im Gastrointestinaltrakt lokalisiert, seine Mutationsform kann die Zelle nicht verlassen [38].

Die Häufigkeit des heterozygoten Gendefekts liegt in Europa zwischen 4 und 14 % mit einem deutlichen Nord-Süd-Gefälle.

Die primäre Hämochromatose, von der Männer etwa zehnmal häufiger betroffen sind als Frauen, wird meist erst zwischen dem 35. und 55. Lebensjahr klinisch manifest und besteht aus Leberfunktionsstörung, Diabetes mellitus, dunkler Hautpigmentierung, Kardiomyopathie und daraus resultierenden Arrhythmien. Daneben werden Gelenkbeschwerden und Symptome eines sekundären Hypogonadismus sowie einer Nebennierenrindeninsuffizienz beobachtet. Bei ca. 15 % der Erkrankten kommt es zum Auftreten eines Leberzellkarzinoms, was ein etwa 300-fach erhöhtes Risiko bedeutet.

Bei der primären Hämochromatose steigt das Plasmaferritin relativ spät an. Zunächst werden die Parenchymzellen von Leber, Herz, Pankreas und anderen Organen mit Eisen überladen und erst dann wird das retikuloendotheliale System aufgefüllt.

Ferritinwerte über 400 ng/ml und eine Transferrinsättigung von über 50 % geben Hinweise auf eine bestehende Eisenüberladung. Im manifesten Stadium der primären Hämochromatose liegt die Serum-Ferritin-Konzentration meistens über 700 ng/ml. Transferrin ist nahezu vollständig gesättigt.

Während die diagnostische Sicherung der primären Hämochromatose früher eine bioptische Klärung erforderte, wozu die Leberbiopsie am besten geeignet war, ist heute durch die Identifikation der spezifischen Genveränderung in der Diagnostik ein entscheidender Durchbruch gelungen. Mittels einer molekularbiologischen Untersuchung kann der Gendefekt direkt nachgewiesen werden. Durch die PCR-Technik lässt sich die Hämochromatose in etwa 80 % der Fälle nachweisen, bevor klinische Symptome auftreten. Dies eröffnet die Möglichkeit einer vorzeitigen Behandlung, so dass die Spätfolgen, unter anderem Leberzirrhose und Leberkrebs, verhindert werden können.

Die Therapie der Wahl ist nach wie vor die Aderlass-Behandlung. Das therapeutische Ziel ist, die Eisendepots weitgehend zu entleeren (bis zum latenten Eisenmangel). Die Messung des Körpereisenstatus sollte möglichst engmaschig erfolgen. Bei der hereditären Hämochromatose hat sich die Bestimmung des Plasma-Ferritins bewährt. Die Intensität und Frequenz der notwendigen Weiterführung der Aderlass-Therapie richten sich nach dem Verlauf der klinischen Parameter. Wöchentliche, monatliche oder vierteljährliche Aderlässe können notwendig sein. Die Therapie sollte niemals vollständig abgebrochen werden. Das Ziel der Aderlass-Therapie ist die Verhinderung einer Progredienz der Erkrankung.

Die frühzeitige Entdeckung von Risikopatienten durch den molekularbiologischen Nachweis des Gendefektes kann die Inzidenz von Leberkarzinomen wahrscheinlich drastisch senken. Notwendig ist die sorgfältige Überwachung durch bildgebende Verfahren (Sonographie, CT, NMR) sowie die regelmäßige Bestimmung des Alpha-1-Fetoproteins (AFP).

Sekundäre Hämochromatosen

Zu den sekundären oder erworbenen Hämochromatosen zählen Störungen der Hämatopoese, die mit ineffektiver oder hypoplastischer Erythropoese einhergehen, wie die Thalassämia major, sideroblastische Anämie oder aplastische Anämie.

Erworbene Hämochromatosen entwickeln sich auch aus alimentärer Eisenüberladung, durch parenterale Eisenzufuhr, Transfusionen oder durch chronische Erkrankungen mit ineffektiver Erythropoese.

Eine besondere diagnostische Problematik stellen Alkoholiker mit chronischer Lebererkrankung dar, bei denen sich in Leberbiopsien Eisenablagerungen nachweisen lassen. Das Gesamtkörpereisen befindet sich im Normalbereich. Diese Patienten, die eine alkoholbedingte Lebererkrankung haben (toxisch nutritive Zirrhose), scheinen Eisenablagerungen aufgrund von Zellnekrosen und Eisenaufnahme aus diesen nekrotischen Zellen zu erwerben.

Eine zweite Gruppe von Alkoholikern hat extrem hohe Körpereisenvorräte und massive Eisenablagerungen in der zirrhotischen Leber. Bei diesen Patienten kann eine angeborene Hämochromatose mit toxisch nutritiver Lebererkrankung vorliegen.

Der molekularbiologische Nachweis bei zugrundeliegender primärer Hämochromatose erleichtert die Differentialdiagnose.

Für Patienten mit Niereninsuffizienz an Hämodialyse wurde 1988 Erythropoetin als Therapeutikum eingeführt. Für diese Gruppe dürfte die transfusionsbedingte Eisenüberladung der Vergangenheit angehören.

Im Gegensatz zur primären Hämochromatose werden bei den sekundären Formen zunächst die Zellen des retikuloendothelialen Systems mit Eisen überladen. Organschädigungen treten relativ spät auf. Sie entstehen durch eine Rückverteilung von Eisen aus den Zellen des retikuloendothelialen Systems in Parenchymzellen einzelner Organe. Die Dauer einer chronischen Eisenüberladung bei den sekundären Eisenspeichererkrankungen ist daher ein entscheidender Faktor.

Eisenverteilungsstörungen

Nicht-repräsentative Ferritinerhöhurg

Während der Ferritwert bei den primären und sekundären Hämochromatosen mit den vorhandenen Gesamtkörper-Eisenreserven korreliert, ist diese Korrelation bei bestimmten Erkrankungen aufgehoben. Man findet erhöhte Ferritinwerte auch bei infektiös und toxisch bedingten Leberzellschädigungen infolge Ferritinfreisetzung durch Leberzellnekrosen, bei latenten und manifesten Entzündungen bzw. Infektionen sowie bei rheumatoider Arthritis. Auch in physischen und psychischen Stresssituationen, etwa nach schweren Traumen, wird ein Anstieg des Plasmaferritinspiegels beobachtet. Bei kritisch kranken Patienten geht ein Anstieg der Plasma-Ferritinkonzentration mit der Verschlechterung des klinischen Status parallel, wahrscheinlich durch erhöhte Freisetzung aus dem Makrophagensystem [11].

Auch kurz nach oraler oder parenteraler Eisentherapie sowie bei Malignomen repräsentiert der Ferritwert nicht die Gesamtkörper-Eisenreserven. Als Grundregel kann gelten, dass bei einer erhöhten Blutkörpersenkungsgeschwindigkeit und/oder pathologischen Werten von C-reaktivem Protein mit einem erhöhten Ferritinwert gerechnet werden muss.

Anämie chronischer Erkrankungen (ACD)

Im Rahmen chronischer Infektionen und chronischer Autoimmunerkrankungen werden Eisenverwertungsstörungen und als deren Folge eine Anämie beobachtet. Diese Anämieform ist neben der Eisenmangelanämie die häufigste und wird in der englischsprachigen Literatur als „anaemia of chronic disorders" (ACD) bezeichnet. Sie wird neben chronisch entzündlichen und neoplastischen Prozessen vor allem bei ausgedehnten Gewebstraumen beobachtet.

Die labormäßig erfassbaren Charakteristika dieser Anämie sind erniedrigte Eisenkonzentrationen im Serum verbunden mit einer erniedrigten Transferrinsättigung. Das Speichereisen (Ferritin) ist ausreichend oder sogar vermehrt vorhanden, morphologisch stellt sich die Anämie normozytär oder mikrozytär dar.

Transferrinkonzentrationen und Retikulozytenzahl sind überlicherweise normal oder geringfügig reduziert, die Konzentration des Transferrin-Rezeptors ist geringgradig erhöht.

Die Pathogenese der ACD wird durch verschiedenste Faktoren beeinflusst, deren wichtigste die von 2CD4+T-Helferzellen produzierten Zytokine darstellen [138]. Außerdem wird die Eisenverwertungsstörung durch kurzlebige Radikale (H_2O_2, NO), Akutphasenproteine und Hormone sowie durch Faktoren, die die ACD auslösen, (Bakterien, Toxine, TNF-Alpha) beeinflusst.

Während eine Subpopulation der CD4+T-Helferzellen (TH1) proinflammatorische Zytokine freisetzt, die direkten Einfluss auf den Eisenstoffwechsel haben, ist die TH2-Population vor allem für die Antikörperantwort verantwortlich.

Die vonTH1-Subsets produzierten Zytokine, wie Interleukin 1 (IL-1) und TNF-Alpha (TNF-α) induzieren in Makrophagen und Hepatozyten die Ferritinsynthese durch einen Transskriptionsmechanismus, während Interferon Gamma (INF-γ) Eisen von den Makrophagen fernhält. Im Gegensatz zur TH1-Subpopulation produzieren die Antikörperantwort stimulierenden TH2-Zellen Zytokine, die die Eisenaufnahme und Speicherung in aktivierten Makrophagen fördern.

Kurzlebige Radikale (H_2O_2, NO) und Eisenmangel fördern die zelluläre Eisenaufnahme und hemmen Verbrauch und Speicherung von Eisen und Stimulation von „iron responsive elements" (IRE).

Umgekehrt führt eine Hemmung der Radikalen-Produktion zur Hemmung von Eisenaufnahme, zum Verbrauch von Eisen und zur Eisenspeicherung.

Zytokine können den Einfluss der erwähnten Radikale auf den Eisenstoffwechsel verstärken, da es eine durch Zytokine induzierte Form der NO-Synthese gibt (NOS Typ II), deren Produktion im Zellkern die zytoplasmatische Aktivität „überspielen" kann.

In Makrophagen selbst wird das Gleichgewicht meist zwischen Eisenhomeostase und NO-Bildung über autoregulatorische Mechanismen gesteuert,. und dadurch wird direkt in die Immunabwehr eingegriffen. NO hemmt die Biosynthese durch Hemmung des Coeruloplasmin/Haptoglobulin-System und hemmt außerdem direkt die Proliferation der Vorläuferzellen der Erythropoese.

Eisen und zelluläre Immunabwehr

Eisen greift auf mehreren Ebenen in die zelluäre Immunabwehr ein [141]. Einerseits beeinflusst es die Proliferation und Differenzierung verschiedener Lymphozytensubsets, auf der anderen Seite beeinflusst es das Immunpotential von Makrophagen [14, 25], indem es die INF-γ übermittelte Immunantwort in Makrophagen blockiert [139].

Eisenüberladene Makrophagen reagieren schlechter auf INF-γ, produzieren mehr TNF-α und bilden mehr NO. Damit wird die Abwehr von Viren und anderen intrazellulären Pathogenen geschwächt, d.h. Entzug von metabolisch aktivem Eisen und seine Ablagerung als Depoteisen (wie es für die ACD als typisch gilt) ermöglicht eine verstärkte Immunantwort des Organismus auf INF-γ-Stimulation [1, 5, 71, 92].

Der regulatorische Gegenspieler dieses Stimulationsmechanismus liegt in der Reduktion der TH1-vermittelten Immunreaktion durch IL-4 und IL-13, indem diese Interleukine durch Stimulation der Transferrin-Rezeptor-Expression den intrazellulären Eisengehalt erhöhen. Dies ist einer der zugrundeliegenden Mechanismen ihrer antiinflammatorischen und makrophagenhemmenden Wirkung.

Da Eisen ein wichtiger Faktor für das Wachstum von Gewebe und Mikroorganismen darstellt, limitiert Eisenmangel die DNA-Synthese. Außerdem ist die reduzierte Haemoglobinsynthese und Erythropoese mit einer Reduktion an Sauerstofftransportkapazität verknüpft, wodurch die Sauerstoffversorgung rasch wachsender Gewebe und Mikroorganismen negativ beeinflusst wird. Dies wiederum hat Wachstumshemmung zur Folge.

Eisen, Akutphase-Proteine und Hormone

Die Wirkung der Zytokine (IL-1, IL-6) auf die Ferritin-Messanger-RNA werden als Teil der Akutphasereaktion interpretiert, bei der Hepatozyt durch Eisenspeicherung dieses entgiftet, um toxische Reaktionen von Radikalen zu verhindern.

Es konnte nachgewiesen werden, dass die Akutphase-Proteine Alpha 1-Antitrypsin und Alpha 2-Makroglobulin die transferrinrezeptorgesteuerte Eisenaufnahme im Erythroblasten und Hepazyten hemmen können, jedoch nicht in Monozyten [44, 139].

Die Beeinflussung des Eisenstoffwechsels durch Hormone ist in Hinblick auf Schilddrüsenhormone teilweise bekannt. Es bestehen Hinweise, dass die Ferritinsynthese in Leberzellen durch sie beeinflusst wird. In welchem Ausmaß die Eisenstoffwechselstörung bei ACD dadurch jedoch beeinflusst wird, ist noch weitgehend ungeklärt [78, 79].

Andere Faktoren in der Entwicklung der ACD sind Bakterientoxine und verschiedene Zykotine (z. B. TNF-α), welche die Überlebenszeit der Erythrozyten verkürzen und ihre Mauserung durch die Milz beschleunigen.

Daneben beeinflussen Zykotine Proliferation und Differenzierung erythrozytärer Vorstufen negativ über eine Herabsetzung der Erythropoietineempfindlichkeit, was wiederum die Erythropoetinproduktion senkt [45, 90].

Außerdem können verschiedene Pathogene selbst die Erythropoese unterdrücken, wie es für HIV oder Malaria-Plasmodien bekannt ist [12, 148].

Anämien bei rheumatoider Arthritis (RA)

Die klinische Manifestation der Rheumatoiden Arthritis führt infolge eines chronischen Entzündungsprozesses zur schubweise fortschreitenden Zerstörung von Knorpel und Knochen in den Gelenken. Die Erkrankung ist aber nicht auf Gelenke beschränkt sondern manifestiert sich häufig auch bei anderen Organen, beispielsweise an Herz, Auge oder Niere.

In jedem Fall kommt es zu einer Entzündung in den Gelenken mit einer starken, schmerzhaften Schwellung der Synovialmembran (Gelenkinnenhaut). Nachfolgend wuchert Bindegewebe in den Knorpel und schließlich werden der Gelenkknorpel und der darunter liegende Knochen zerstört. Bei ausgeprägter Aktivität sind eine Anämie und Thrombozytose vorhanden.

In der Synovialflüssigkeit reichern sich Neutrophile an, in der Synovialmembran vor allem Makrophagen und T-Lymphozyten. Die Synovialmembran verdickt sich infolge von Zellinfil-

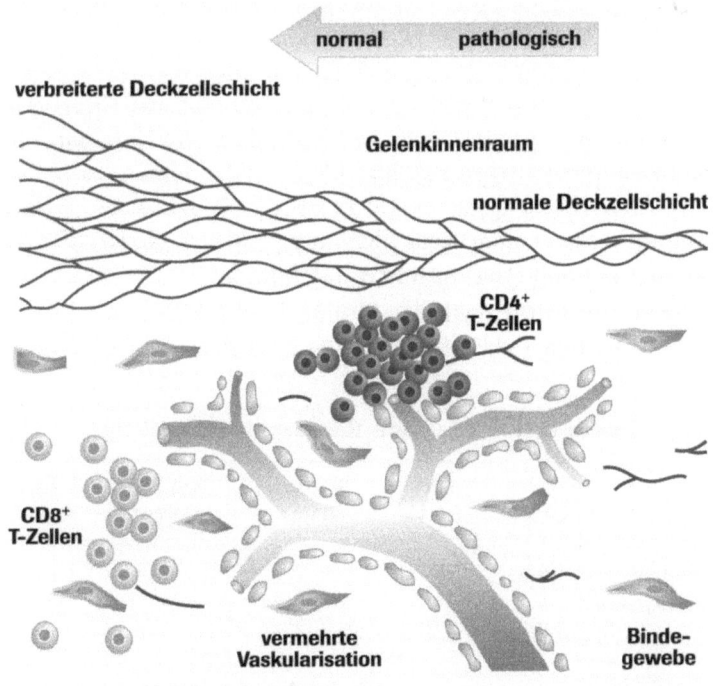

Abb. 25. Die zelluläre Struktur der Synovialis

tration und der Neubildung von Blutgefäßen deutlich (Pannusbildung). Makrophagen finden sich dabei reichlich im Saum der Synovialmembran, also in der Kontaktzone zum Knorpel. Durch proinflammatorische Zytokine (z. B. TNF-α, IL-1) werden die Makrophagen ebenso wie die Fibroblasten zur Freisetzung von Collagenase und Stromelysin 1 angeregt, zwei Matrix-Metalloproteinasen, die maßgeblich an der Knorpelzerstörung mitwirken. Eine Stimulation von knochenabbauenden Osteoklasten wird initiiert.

Bei der Induktion der rheumatoiden Arthritis spielt übermäßig freigesetzter Tumor-Nekrose-Faktor alpha (TNF-α) eine zentrale Rolle für das Entzündungsgeschehen und die Gelenkdestruktion. Um erhöhte TNF-α-Spiegel zu neutralisieren, stehen zwei neue Wirkprinzipien zur Verfügung: TNF-α-Antikörper wie Infliximab (Remicade®) und lösliche TNF-Rezeptoren wie Etanercept (Enbrel®) [118].

Entzündungshemmende Substanzen wie nichtsteroidale Antirheumatika, Glucocorticoide, Antimetaboliten (Methotrexat) und Immunsuppressiva sind seit Jahren in der Therapie der chronischen Polyarthritis etabliert. Neu ist das Therapiekonzept, Tumor-Nekrose-Faktor alpha (TNF-α) zu hemmen. TNF-α steht am Anfang einer Kaskade von Zytokinen, die letztlich zur Entzündung und Gewebezerstörung führen.

Dem Eisenstoffwechsel in Monozyten/Makrophagen kommt bei chronischen Erkrankungen eine herausragende Bedeutung

Tabelle 15. Labordiagnostik Rheumatischer Erkrankungen

	CRP	Rheumafaktor	ASL, ADNASE	ANA
Rheumatoide Arthritis	++	++	–	+
Rheumat. Fieber	+	(+)	++	(+)
Kollagenosen z. B. SLE	(+)	(+)	–	+++

CRP C-reaktives Protein; *ASL* Antistreptolysin titer; *ADNASE* Streptodounase; *ANA* Antinukleäre Antikörper; *SLE* Systemischer Lupus erythematodes

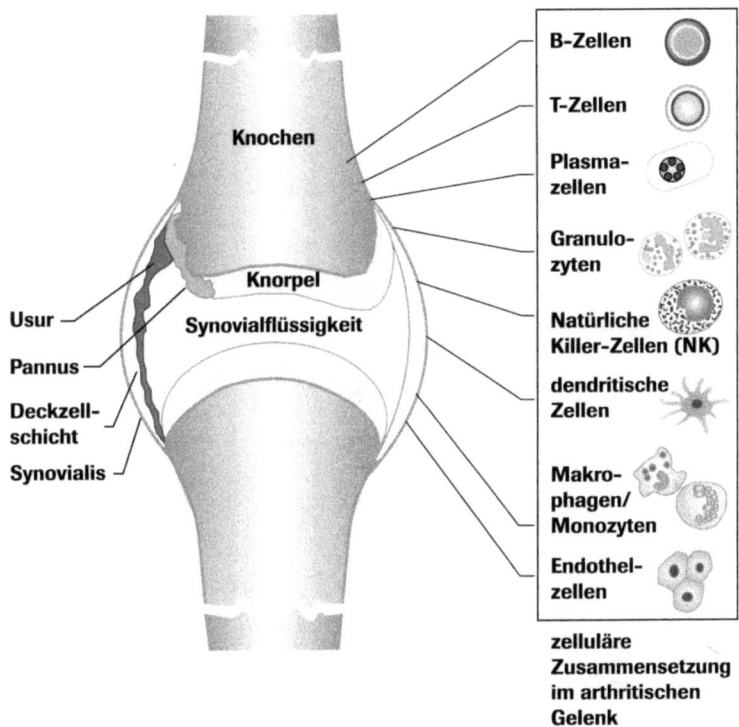

Abb. 26. Zellen im arthritischen Gelenk. Nach Burmester G (1998) Taschenatlas der Immunologie: Grundlagen Labor, Klinik. Thieme, Stuttgart New York

zu. Der Organismus benutzt den Eisenstoffwechsel im inflammatorischen und antineoplastischen Verteidigungssystem. Er entzieht Mikroorganismen und Neoplastischen Zellen Eisen und kompartimentiert Eisen im retikuloendothelialen System. Charakteristisch ist die Entstehung einer normochromen normozytären Anämie (ACD – Anämie bei chronischen Erkrankungen). Ursachen für eine solche Anämie sind Entzündungen aller Art (Rheumatoide Arthritis, Malignome oder Traumen). Die Erythropoese ist hierbei vor allem auf der CFU-E-Stufe beeinträchtigt. Verschiedene Zytokine werden dafür verantwortlich gemacht.

88 Diagnostik bei Eisenstoffwechselstörungen

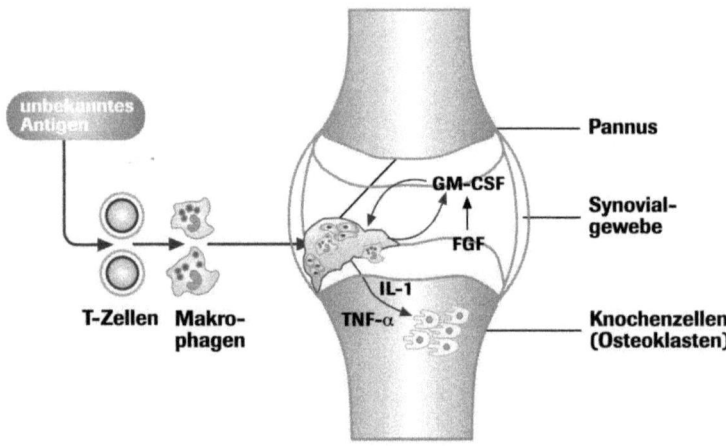

Abb. 27. Induktion der rheumatoiden Arthritis. Nach Burmester G (1998) Taschenatlas der Immunologie: Grundlagen Labor, Klinik. Thieme, Stuttgart New York. *FGF* Fibroblastenwachstumsfaktor; *GM-CSF* Granulocyte macrophage/monocyte colony-stimulating factor

TNF-α (TumorNekroseFaktor Alpha) induziert Stromazellen zur Bildung von inhibierendem IFN-β (Interferon Beta) und supprimiert damit die Bildung von CFU-E indirekt.

IL-1 (Interleukin-1) induziert die IFN-γ-Synthese von T-Zellen. IFN-γ supprimiert ebenfalls CFU-E.

Monozyten/Makrophagen sind für die Erythropoese im Knochenmark von großer Bedeutung [141].

Die Progenitorzellen der roten Reihe proliferieren und differenzieren sich nur unter optimalen lokalen Bedingungen [141].

Die sogenannten Blutinseln im Knochenmark bestehen aus einem zentral gelegenen Makrophagen umgeben von kleinen Zellen der erythroiden und myeloischen Reihe. Zu den umgebenden Zellen gehören auch Endothelzellen, Fettzellen, retikuloepitheliale Zellen und Fibroblasten.

Erythropoietin (Epo) ist der wichtigste und spezifischste erythropoesestimulierende Faktor. Er wirkt auf frühe Progenitorzellen bis zu den Reifungsstufen nach dem Erythroblasten. Ohne

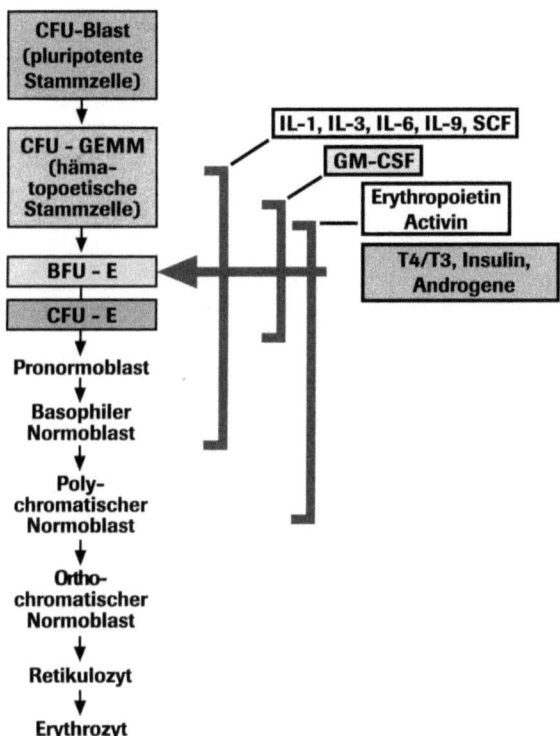

Abb. 28. Erythropoetische Reifungsreihe und erythropoesefördernde Faktoren. *CFU* Colony forming unit; *BFU* burst forming unit; *E* erythrozytär; *G* granulozytär; *M* makrophagozytät; *M* megaloblastär; *IL* Interleukin; *SCF* Stammzellfaktor; *GM-CSF* Granulocyte-macrophage colony-stimulating factor

Epo läuft die erythroide Differenzierung nicht über die Stufe „Burst Forming Units" (BFU-E) hinaus.

Hohe intrazelluläre Eisenkonzentrationen setzen die Wirkung von IFN-γ auf humane monozytäre Zellen drastisch herab, womit Eisen einen regulierenden Einfluss auf die Zytokinwirkung ausübt.

Makrophagen mit hoher intrazellulärer Eisenkonzentration verlieren die Fähigkeit zur Phagozytose. Kultivierte Makrophagen produzieren nach Stimulation mit IFN-γ und Lipopolysacchariden (LPS) vermehrt Stickoxid (NO), das dann in reaktive Stickstoffintermediärprodukte (RNI) wie Nitrit und Nitrat überführt wird.

Die Bedeutung der Zytokine in der Entstehung der ACD ist besonders bei der Anaemie der rheumatoiden Arthritis (RA) am Einfluss des TNF-α zu beobachten: Seit der Einführung von Tumornekrosefaktorrezeptorblockierenden Substanzen (z. B. Infliximab) und Fusionsproteinen für TNF-α (z. B. Etanercept) kann die Aktivität der RA rasch gesenkt werden [118]. Die Indikation zur Behandlung mit diesen Substanzen ist äußerst streng zu stellen – de novo-Lymphome als Therapieerfolge werden diskutiert.

Mit der Besserung der klinischen Symptomatik geht auch eine signifikante Besserung der Anaemie einher.

Andere Zytokine, wie IFN-α, IL-6 und TGF-β, welche beim autoimmun-entzündlichem Geschehen eine wichtige Rolle spielen, sind in vitro ebenfalls in der Lage, die Erythropoese effektiv zu hemmen und sind an der Ausbildung der ACD beteiligt.

Erythropoetin (EPO) ist der zentrale Wachstumsfaktor zur Regulation der Erythropoese und stellt einen neuen Ansatz zur Therapie der ACD dar. EPO zeigt bei dieser Anämieform eine positive Korrelation zum Ausmaß der Anämie, steigt also mit abnehmendem Hämoglobin an. Bei Patienten mit rheumatoider Arthritis (RA) – diese können als Modellkollektiv für ACD betrachtet werden – bleibt aber der EPO-Spiegel deutlich unter dem von Patienten ohne RA mit gleicher Anämieausprägung anderer Genese [141].

Obwohl der bei Rheumatikern unzureichende EPO-Anstieg zur reduzierten Erythropoese bei ACD beiträgt, kann in dem relativen EPO-Mangel allein nicht die Primärursache zu sehen sein, da die bei anämischen RA-Patienten gefundenen Konzentrationen immer noch höher sind als jene, bei nicht-anämischen Gesunden. Vielmehr muss das Unvermögen des Knochenmarks, bei gleichzeitiger Abwesenheit einer entzündlichen Systemaffektion auf EPO adäquat anzusprechen, als eine Ursache der ACD angesehen werden. Hinweise für eine verminderte Bioaktivität des EPO's existieren bislang nicht, in vitro-Untersuchungen legen jedoch die Vermutung nahe, dass im Rahmen entzündlicher Prozesse freigesetzte Mediatoren die EPO-Wirkung zumindest partiell zu unterbinden in der Lage sind [138]. Zusammenfassend kann über die ACD gesagt werden, dass durch die Interaktion von direkter Beeinflussung des Eisenstoffwechsels und Änderung der zellulären Immunabwehr sich klinisch ein funktioneller Eisenmangel charakterisiert, der für die einzuschlagende Therapie eine maßgebliche Rolle spielt, die auch noch durch die nicht-stimulierbare Erythropoietinproduktion bei Erkrankungen des Bindegewebes [72] beeinflusst wird.

Anämien bei malignen Neoplasien
(Erythropoetin als Tumormarker)

Autonome Erythropoetin-Produktion wurde vor allem bei Nierenzell-Karzinomen als paraneoplastisches Phänomen beobachtet. Aber auch bei Wilms-Tumoren, hepatozellulärem Karzinom und zerebellarem Angioblastom ist dieser Mechanismus anzunehmen [63]. In einigen Fällen wurde ein Abfall des Erythropoetinspiegels nach chirurgischer Intervention beobachtet und ein Wiederanstieg, wenn der Tumor Metastasen setzt oder ein Lokalrezidiv auftrat. Die Messung der Erythropoetinspiegel bei Erythropoetin produzierenden Tumoren beschränkt sich auf Überwachung und Kontrolle des Therapieerfolges.

Eisenverwertungsstörungen

Eisenverwertungsstörung werden vor allem bei Urämikern und Dialysepatienten beobachtet.

Erythropoetin

Erythropoetin ist ein Glycoprotein mit einem Molekulargewicht von 34 000 Daltons und besteht aus 165 Aminosäuren. Sein Eiweißanteil enthält 2 Disulfidbrücken, welche u. a. für die biologische Aktivität verantwortlich sind. Der Kohlenhydratanteil ist mit ca. 60 % relativ hoch.

Sauerstoffmangel stimuliert die Erythropoetin-Produktion. Goldberg und Mitarbeiter [43] haben postuliert, dass für diesen Mechanismus ein Hämoprotein als renaler Sauerstoffsensor fungiert. Die Freisetzung von Adenosin, das als Messengersubstanz die Adenylat-Cyklase aktiviert [141], führt über eine Kaskade zur gesteigerten Erythropoetin-Produktion und Erythropoetin-Sekretion. Wird Erythropoetin in der Nierenrinde, nicht aber im glomerulären Apparat produziert? Neue Studien ergeben, dass Makrophagen Erythropoetin produzieren können. Ein Unterschied zwischen der Erythropoetin-Produktion in der Niere und in den Makrophagen könnte in der unterschiedlichen Sauerstoffsensibilität beruhen.

Der klinische Befund, dass Plasma-Erythropoetin bei urämischen Patienten niedriger als in nichturämischen Patienten mit einem vergleichbaren Anämiegrad ist, spricht für die Niere als wesentlichen Produzenten des Erythropoetins. Studien der Eisenkinetik zeigen eine Störung des Eiseneinbaus. Mit Recht kann also von einer ineffektiven Erythropoese gesprochen werden. Auch bei Tumor- bzw. Entzündungsanämien liegt häufig eine unzureichende EPO-Antwort vor.

In diesem Zusammenhang ergibt sich die Frage, ob die Bestimmung des *Erythropoetins in der klinischen Diagnostik* zweckmäßig eingesetzt werden kann. Prinzipiell bietet sich die Bestimmung des Serum-Erythropoetins in der Differentialdiagnose von Erythrozytosen an, in der Kontrolle paraneoplastischer Erythropoetin-Produktion, in der Differentialdiagnose der Anämien und letztlich auch in der Diagnostik bei Patienten mit augenscheinlich nicht renaler Anämie und ausreichendem Eisendepot. Die Bestimmung des Erythropoetins kann also in der Differentialdiagnose unklarer Polyzythämien und der Anämien eingesetzt werden. Insbesondere scheint die Differentialdiagnose zwischen Polyzythämie vera, wo man eine Suppression des Erythropoetins erwartet und sekundären Polyglobulien (Lungenerkrankungen, kardiale Dekompensationen), wo man eine gesteigerte Erythropoetin-Produktion erwartet, zweckmäßig. Die Beurteilung muss zusammen mit dem Hb-Wert erfolgen; „normale" EPO-Werte bei gleichzeitiger Anämie deuten immer auf eine insuffiziente EPO-Antwort hin; diese Patienten können potentiell von einer Epo-Therapie profitieren. Extrem hohe Erythropoetinspiegel wurden bei aplastischer Anämie und anderen Formen der Knochenmarkhypoplasie beobachtet [34].

Urämische Anämien

Eine wichtige Sonderform der normochromen, normozytären Anämie stellt die urämische Anämie dar [34]. Sie korreliert grob mit dem Verlauf der Azotämie. Dagegen spielt die Ursache des Nierenversagens offenbar eine untergeordnetere Rolle, haben doch Patienten mit Zystennieren eine längere Zeit ein normales Blutbild bzw. eine weniger ausgeprägte Anämie als Patienten mit einer Nierenerkrankung anderer Ursache. Auffallend ist, dass die urämische Anämie von Patienten erstaunlich gut toleriert wird und Hämoglobinwerte bis zu 5 g/dl relativ beschwerdefrei ertragen werden. Bei den meisten Patienten ist die Retikulozytenzahl niedrig und die Überlebenszeit der roten Blutzellen nur mäßig herabgesetzt. Die Anämie ist also das Resultat einer massiv gestörten Erythrozytenproduktion im Knochenmark.

Die Einführung der Transferrin-Rezeptorbestimmung im Serum/Plasma hat keine weiteren Aufschlüsse über die Pathogenese urämischer Anämien gebracht. Wie schon an anderer Stelle erwähnt, verhalten sich die Transferrin-Rezeptoren im Plasma in ihren Funktionen bei ausreichenden Ferritin-Depots wie bei gesunden Menschen, nur auf einem wesentlich niedrigeren Niveau [36, 59].

Dies ist nicht verwunderlich, wenn man bedenkt, dass die Hauptproduktionsstätte des Transferrin-Rezeptors die unreifen Zellen der Erythropoese sind, die bei der chronischen Niereninsuffizienz in ihrer Masse vermindert sind. Daher scheint die Serum-Transferrin-Rezeptorproduktion bei renalen Anämien auch Erythropoetin abhängig zu sein [36, 59].

Die wesentliche Ursache der urämischen Anämie ist die inadäquate Erythropoetinproduktion der chronisch erkrankten Nieren. Das Plasma Erythropoetin – heute relativ einfach durch kommerzielle Immunoassays bestimmbar – ist beim urämischen Patienten niedriger, verglichen mit nicht urämischen Patienten mit vergleichbarem Anämiegrad.

Obwohl die urämische Anämie sicherlich eine multifaktorielle Genese hat und teilweise durch eine adäquate Hämodialysetherapie gebessert werden kann, spielt die extrakorporale hämolytische Komponente eine nicht zu unterschätzende Rolle. Manche Patienten haben einen Defekt im Hexosemonophosphatase-Shunt entwickelt, daneben spielen Einflüsse, wie die mechanische, intravasale Hämolyse oder das Pumpentrauma an der Hämodialyse eine zunehmende Rolle.

Bei ausreichenden Ferritin-Depots kann eine urämische Anämie durch Hämodialyse geringgradig gebessert werden. Sie wurde in der Vergangenheit durch eine erfolgreiche Nierentransplantation in der Regel in kürzester Zeit voll korrigiert. Eine gelegentlich beobachtete Polyzythämie im Anschluss an eine Transplantation wird als Hinweis auf eine beginnende Abstoßungsreaktion gewertet [16].

Die Behandlung der renalen Anämie wurde durch die Entwicklung und Einführung des rekombinanten menschlichen Erythropoetins revolutioniert [46]. Ist genügend Depoteisen verfügbar, wobei nach klinischer Erfahrung Ferritinwerte von mindestens 100 ng/ml erforderlich sind, kann die urämische Anämie korrigiert werden. Die Anpassung der Erythropoetin-Dosis an die individuellen Bedürfnisse des Patienten sowie die subkutane Applikation [89] mit dem Ziel, einen Hämoglobinwert zwischen 10 und 11 g/dl zu erreichen, verhindert die am Anfang beobachteten unerwünschten Nebenwirkungen, wie Hypertonie.

Da Folsäuremangel bei Dialysepatienten zur Genese der Anämie beitragen kann, sollte auf genügend hohe Depoteisenvorräte geachtet und ein Folsäuredefizit vermieden werden. Eine veränderte Eisenkinetik bzw. Aluminiumablagerungen können die Wirkung des Erythropoetins verzögern bzw. inhibieren.

Nicht-eisenbedingte Störungen der Erythropoese

In der Praxis haben sich der Mangel an Vitamin B_{12}, Folsäure und/bzw. Erythropoetin als maßgebende Faktoren einer nicht eisenmangelbedingten Anämie erwiesen. Durch Erheben der Anamnese bzw. bei Wissen um die Grundkrankheit kann mit hoher Treffsicherheit eine Wahrscheinlichkeitsdiagnose gestellt werden. Bei der bekannten Interaktion von Vitamin B_{12} und Folsäure sollte die Bestimmung dieser beiden Kofaktoren heute durch Immunoassays zum klinischen Standard gehören.

Bei Erkrankungen, die mit makrozytärer Anämie einhergehen, stehen Folsäuremangel oder Vitamin B_{12}-Mangel im Vordergrund. Daneben bieten die Sternalpunktion oder die Knochenstanze eindeutig histologisch-morphologische Bilder.

In der Differentialdiagnose makrozytärer Anämien lenkt eine erhöhte Lactatdehydrogenase bei gleichzeitig vorliegender Retikulocytose und Hyperbilirubinämie (beides im Sinne einer hyperregeneratorischen Anämie zu interpretieren) die Aufmerksamkeit auf ein Vitamin B_{12}-Defizit. Eine makrozytäre Anämie ohne diese Komponenten macht einen echten Folsäuremangel wahrscheinlich (Gravidität, Alkohol).

Tabelle 16. Nicht-eisenbedingte Störungen der Erythropoese

Mikrozytäre Anämien	Makrozytäre Anämien	Normozytäre Anämien
Eisenstoffwechselstörung	Folsäuremangel	Renale Anämien
ACD	B_{12}-Mangel	ADC
Hämoglobinopathien	medikamentös induziert	Hämolytische Anämien
(z. B. Thalassämie)	Ungeklärte Genese	Hämoglobinopathien
		Knochenmarks-erkrankungen
		Toxische Knochenmarkschäden

Normozytäre Anämien lenken die Aufmerksamkeit auf die hämolytische Komponente des Erythrozytenabbaus, wobei das Haptoglobin als diagnostischer Schlüssel eine maßgebende Rolle spielt. Die Erythrozyten-Morphologie stellt Weichen zum Ausschluss einer mechanischen Hämolyse bzw. zur Suche nach einer Hämoglobinopathie (Hb-Elektrophorese) oder einem Enzymdefekt.

Der Beweis der Einschränkung der Nierenfunktion macht den praktisch wichtigsten Mangel eines Kofaktors der Hb-Synthese wahrscheinlich, den Mangel an Erythropoetin.

Die heute mittels Immunoassay mögliche Bestimmung des Erythropoetins stellt zumindest eine Grundlage dar, um eine prognostische Aussage über den zu erwartenden Therapieerfolg machen zu können. Wichtig ist, dass vor einer Therapie mit Erythropoetin der Eisenstatus analysiert wird. Eine optimale Wirkung des parenteral verabreichten, heute gentechnologisch gewonnenen Erythropoetins ist nur bei ausreichend mobilisiertem Eisen möglich.

Zusammenfassend kann man feststellen, dass normozytäre Anämien bei genügenden Eisendepots und normaler oder erniedrigter Retikulozytenzahl (Produktionsstörung) die Suche nach einem Erythropoetinmangel rechtfertigen.

Makrozytäre Anämien

Eine nicht-repräsentative Ferritin-Erhöhung kann auf durch Vitaminmangel bedingte Teilungs- und Reifungsstörungen der Knochenmarkszellen hindeuten.

Diese makrozytären Anämien werden durch eine gestörte DNA-Synthese hervorgerufen. Als nichteisenbedingte Störungen der Erythropoese beeinflussen sie nicht nur die Proliferation der Zellen der Erythropoese, sondern vor allem die der gastrointestinalen epithelialen Zellen. Da makrozytäre Zellen bereits im Knochenmark in einer beträchtlichen Anzahl zerstört werden, werden sie auch unter dem Begriff der ineffizienten Erythropoese eingeordnet.

Die meisten makrozytären Anämien beruhen entweder auf einem Vitamin B_{12}-Mangel bzw. Folsäuremangel oder beidem. Die häufigsten Ursachen für Folsäure- und Vitamin B_{12}-Mangel sind in Tabellen 17 und 18 aufgelistet. Medikamentös induzierte makrozytäre Anämien sind häufig geworden. Medikamente, welche die DNA-Synthese stören, gehören heute zur üblichen therapeutischen Palette besonders im Rahmen der Chemotherapie (Tabelle 17). Daneben gibt es noch seltene metabolische Störungen als Ursache makrozytärer Anämien sowie megaloblastische Anämien mit bis heute ungeklärter Ursache, wie die kongenitale dyseryproetische Anämien oder die Anämien im Rahmen des Di-Guglielmo-Syndroms (Tabelle 18).

Tabelle 17. Medikamentös induzierte makrozytäre Anämien

1. Medikamente, die über Folsäure wirken
   - Malabsorption
     - Alkohol, Penytoin, Barbiturate
   - Stoffwechsel
     - Alkohol, Methotrexat, Pyrimethamin, Triamteren, Pentamidin

2. Medikamente, die über Vitamin B_{12} wirken
   - PAS, Colchizin, Neomycin

3. Hemmer des DNA-Stoffwechsels
   - Purinantagonisten (Azathioprin, 6-Mercaptopurin)
   - Pyrimidinantagonisten (5-Fluoruracil, Cytosinarabiosid)
   - andere (Procarbazin, Acyclovir, Zidovudin, Hydroxyurea)

Tabelle 18. Symptomatische makrozytäre Anämien

1. Stoffwechselerkrankungen
   - Azidurien (Orotsäure)
2. Ungeklärte Genese
   - Di-Guglielmo-Syndrom
   - Kongenitale dyserythropoetische Anämie
   - Refraktäre megaloblastische Anämie

Tabelle 19. Folsäuremangel – Ursachen

1. Unzureichende Aufnahme
    - Alkoholiker
    - Einseitige Ernährung
2. Erhöhter Bedarf
    - Schwangerschaft
    - Adoleszenz
    - Malignome
    - Erhöhter Zell-Turnover
      (Hämolyse, chronische exfoliative Hauterkrankungen)
    - Hämodialysepatienten?
3. Malabsorption
    - Sprue
    - Medikamente (Barbiturate, Phenytoin)
4. Gestörter Folsäurestoffwechsel
    - Hemmung der Dihydrofolsäurereduktase
      (z. B. Methotrexat, Pyrimethamin, Triamteren)
    - Angeborene Enzymdefekte

Eine Rarität ist die akute schwere makrozytäre Anämie, die bei Intensivpatienten beobachtet werden kann, die multiple Transfusionen, Hämodialyse oder eine total parenterale Ernährung benötigen. Diese Form der akuten makrozytären Anämie dürfte vor allem auf Patienten beschränkt sein, die bereits vor ihrer Erkrankung grenzwertige Folsäuredepots hatten.

Folsäuremangel

Üblicherweise befinden sich Patienten mit einem Folsäuredefizit in einem schlechten Ernährungszustand und weisen häufig eine Reihe gastrointestinaler Symptome auf, wie Diarrhoe, Cheilosis und Glossitis. Im Gegensatz zum fortgeschrittenen Vitamin B_{12}-Mangel findet man keine neurologischen Ausfallssymptome.

Folsäuremangel kann im Wesentlichen auf drei Hauptursachen zurückgeführt werden: unzureichende Zufuhr, vermehrter Bedarf und Malabsorption.

Besonderes Augenmerk muss auf unterschiedliche Bevölkerungsgruppen gelenkt werden, bei denen aus verschiedenen Ursachen eine unzureichende Zufahr von Folsäure häufig ist: chronische Alkoholiker, ältere Menschen und Heranwachsende. Bei chronischen Alkoholikern enthält der Alkohol als Hauptenergiezufuhr praktisch keine oder nur in geringen Mengen (Bier und Wein) Folsäure. Außerdem führt Alkohol zu Verwertungsstörungen von resorbierter Folsäure [126]. Das Folsäure-Defizit alter Menschen scheint vor allem durch extrem einseitige Ernährung („Kaffee und Butterbrot") verursacht zu sein.

Bei Heranwachsenden haben einseitige Diäten eine nicht unbeträchtliche Anhängerschaft gefunden. Besonders gefährdet sind die Konsumenten der sogenannten „Fast-food-Ernährung".

Gesteigerter Folsäurebedarf ist während der Wachstumsphase in der Kindheit und der Adoleszenz als auch während der Schwangerschaft vorhanden.

Untersuchungen an älteren Patienten mit Hyperhomocysteinämie, jedoch keiner Anämie machen eine Korrektur des Referenzintervalls nach oben nötig.

Da das Knochenmark ebenso wie die Darmschleimhaut wegen einer hohen Zellteilungsrate einen erhöhten Folsäurebedarf hat, können Patienten mit hämatologischen Erkrankungen, besonders im Rahmen gesteigerter Erythropoese, ihren erhöhten Folsäurebedarf nicht mehr durch eine diätische Aufnahme decken.

Resorptionsstörungen von Folsäure treten sowohl bei der tropischen Sprue als auch bei der Glutenenteropathie auf. Bei beiden Krankheitsbildern kann sich eine manifeste makrozytäre Anämie entwickeln. Zusätzlich können andere Zeichen der Malabsorption auftreten. Bis zu einem gewissen Grad kann der alkoholinduzierte Folsäuremangel durch Malabsorption begründet sein. Auch Dünndarmerkrankungen können die Folsäureresorption behindern. Als allgemeiner, gebräuchlicher Test zum Nachweis einer Malabsorption wird der Folsäure-Resorptionstest angewendet.

Folsäure-Resorptionstest

Folsäure wird im gesamten Dünndarm resorbiert, so dass sich die Substanz für einen Globaltest der Dünndarmresorption eignet. Die Angaben der normalen Serumkonzentrationen schwanken von Laboratorium zu Laboratorium, divergieren aber nicht wesentlich [27]. Sehr aktuell sind Befunde von Brouwer et al. (1998) [15] und Hermann et al. (1997) [54], die wegen einer funktionellen Folsäure- und Vitamin B_{12}-Mangels für eine Korrektur des Referenzbereichs sprechen.

Referenzbereich im Serum: 10–40 nmol/l (5–20 µg/l).

Durchführung: Der Patient erhält über 4 Tage vor der Untersuchung täglich 1 mg Folsäure i.v. oder i.m. Dies dient der Absättigung eines möglichen Folsäuremangels im Gewebe, welcher den Resorptionstest falsch-positiv beeinflussen würde (kein messbarer Anstieg der Serumfolsäure-Konzentration nach oraler Zufuhr). Am Tag der Untersuchung gibt man dem nüchternen Patienten 40 µg/kg Folsäure oral und bestimmt die Serumfolsäure-Konzentration zu folgenden Zeiten: 0, 60, 120 Minuten. Beim Normalen steigt die Serumkonzentration über 170 nmol/l (75 µg/l) an.

Vitamin B_{12}-Mangel

Die Symptome des Vitamin B_{12}-Mangels sind teils hämatologischer, teils gastroenterologischer Ausprägung. Häufig werden unabhängig von der Dauer des Vitamin B_{12}-Mangels neurologische Manifestationen beobachtet [81].

Die hämatologischen Symptome sind fast immer durch eine Anämie verursacht. Sie umfassen Blässe, Schwäche, Schwindelanfälle, Ohrensausen bis hin zu Symptomen einer koronaren Herzkrankheit und einer Herzmuskelschwäche.

Es besteht meistens eine Tachykardie bei vergrößertem Herzen, auch Leber und Milz können geringgradig vergrößert sein. Schleimhautrhagaden, eine rote Zunge, Anorexie und Gewichtsverlust, gelegentliche Durchfälle weisen auf die Beteiligung des gastrointestinalen Systems hin. Die Einordnung der neurologischen Symptome kann sehr schwierig sein. Sie können unabhängig von der Dauer des Vitamin B_{12}-Defizits in Extremfällen von der Demyelinisation bis zum neuronalen Tod reichen. Die früheste neurologische Manifestation beinhaltet Paraesthesien, aber auch Schwäche, Ataxie und Störungen der Feinkoordination. Üblicherweise ist als objektives Symptom die Tiefensensibilität frühzeitig gestört, Rhomberg und Babinski werden positiv. Zentralnervöse Symptome reichen von der Vergesslichkeit bis zu schwer dementen Bildern oder Psychosen. Diese neurologischen Bilder können den hämatologischen Manifestationen lange Zeit vorausgehen, jedoch gilt für den Durchschnittspatienten die Regel, dass die hämatologischen Symptome vorherrschen.

Eine Folge des Vitamin B_{12}-Mangels ist die sogenannte perniziöse Anämie, ihr liegt ein Mangel an Intrinsic-Faktor zugrunde. In der Regel geht sie mit einer Atrophie der Magenschleimhaut einher.

Tabelle 20. Vitamin B_{12}-Mangel – Ursachen

1. Unzureichende Aufnahme
   - Vegetarier (selten)
2. Malabsorption
   - Mangel des Intrinsic-Faktors
     – pernizinose Anämie
     – Gastrektomie
     – angeboren (extrem selten)
   - Erkrankungen des terminalen Ileums
     – Sprue
     – Morbus Crohn
     – ausgedehnte Resektionen
     – selektive Malabsorption (Imerslund-Syndrom – extrem selten)
   - Parasitär bedingter Mangel
     – Fisschbandwurm
     – Bakterien („blind loop synddrome")
   - Medikamentös induziert
     – PAS, Neomycin

Die Krankheit zeigt eine geographische Häufung in Nordeuropa. In der Regel ist sie eine Erkrankung des älteren Menschen nach dem 60. Lebensjahr, seltener tritt sie bei Kindern unter dem 10. Lebensjahr auf. Auffallend häufig wird sie auch bei Negern gefunden.

Nach heute gängiger Ansicht zur Pathogenese der perniziösen Anämie liegt ein Autoimmunprozess gegen die Parietalzellen des Magens zugrunde. Ihre Häufigkeit ist daher vor allem bei Patienten mit Krankheitsbildern ausgeprägt, die autoimmunen Erkrankungen zugeordnet werden, wie Immunhyperthyreose, Myxödem, idiopathische Nebenniereninsuffizienz, Vitiligo und Hypoparathyreoidismus. Bei 90 % der Patienten mit perniziöser Anämie können Antikörper gegen Parietalzellen nachgewiesen werden. Der Nachweis dieser Antikörper bedeutet jedoch nicht, dass die perniziöse Anämie bereits manifest sein muss. Die Inzidenz von Antikörpern gegen den Intrinsic-Faktor liegt etwa bei 60 %.

Verursacht durch den Pathomechanismus ist Hypoazidität oder Anazidität die Regel, die Patienten haben oft Magenpolypen, die Häufigkeit des Magenkarzinoms ist etwa doppelt so hoch wie bei der Normalbevölkerung. Wird die Quelle des Intrinsic-Faktors zerstört – etwa durch eine totale Gastrektomie oder durch ausgedehnte Zerstörungen der Magenschleimhaut (zum Beispiel durch Verätzungen) – können sich megaloblastische Anämien entwickeln.

Man sollte auch nicht aus dem Auge verlieren, dass eine Reihe von Bakterien der Darmflora Vitamin B_{12} benötigen. Nach anatomischen Läsionen können durch Massenvermehrung Mangelsymptome entstehen. Mangelsymptome können auch durch Strikturen, Divertikeln, blind loop-Syndrom entstehen. Bei Pseudoobstruktion im Rahmen des Diabetes mellitus durch Amyloidablagerungen oder bei der Sklerodermie können sie auftreten. Bekannt ist auch die durch die tropische Sprue und die durch den Fischbandwurm hervorgerufene Vitamin B_{12}-Mangelanämie. Die meisten dieser Krankheitsbilder gehen mit Malabsorptionssyndromen, oft mit einer Steatorrhoe, einher.

Die regionale Enteritis, Morbus Whipple und die Tuberkulose können von Vitamin B_{12}-Resorptionsstörungen begleitet sein. Dies gilt auch für die chronische Pankreatitis, in seltenen Fällen für das Zollinger-Ellison-Syndrom und die segmentalen Erkrankungen des Ileums [114]. Den früher zum Nachweis einer B_{12}-Resorptionsstörung durchgeführten Schillingtest haben heute die Bestimmungen von B_{12} im Serum und der Nachweis von Parietalzellen bzw. Intrinsic-Factor-Antikörpern ersetzt.

Extrem selten sind hereditäre megaloblastäre Anämien, verursacht durch angeborene Störungen des Orotsäurestoffwechsels oder beim Lesch-Nyhan-Syndrom durch Störungen von Enzymen, die in den Folsäurestoffwechsel eingreifen.

Normozytäre Anämien

Normozytäre Anämien treten in der Regel bei akuten Blutverlusten, bei Hämolyse sowie als Folge von Niereninsuffizienz bzw. von endokrinen Störungen auf.

Neben der nach formalpathologischen Gesichtspunkten getroffenen Einteilung der Anämie in mikrozytär, makrozytär und normozytär hat sich heute vor allem bei den Störungen der Erythropoese die Einteilung nach ihren Ursachen bewährt: Die hämolytischen Anämien (Zelltrauma, Membranabnormalität), die Störungen der Enzyme (Glucose-6-Phosphat-Dehydrogenase-Defekt) und Störungen der Hämoglobinsynthese sind die klinisch wichtigsten geworden.

Extrakorpuskuläre hämolytische Anämien

Bei den hämolytischen Anämien handelt es sich in der Regel um erworbene autoimmunhämolytische Anämien. Eine gebräuchliche Differenzierung erfolgt nach dem Temperaturverhalten der Antikörper als Wärme- bzw. Kälteantikörper.

Die häufigsten Krankheitsbilder der symptomatischen hämolytischen Anämie sind in Tabelle 21 zusammengefasst.

Zum Nachweis der Hämolyse haben sich in der klinischen Routine vor allem die Bestimmung von Haptoglobin und LDH als diagnostisch wertvolle Hilfen erwiesen. Nach Auftreten einer intravasalen Hämolyse sinkt die Haptoglobin-Konzentration

Tabelle 21. Antikörper-induzierte hämolytische Anämien

1. Wärme-Antikörper
   - Idiopathisch
   - Lymphome
   - andere Neoplasien (selten)
   - SLE
   - Medikamente

2. Kälte-Antikörper
   - Kälteagglutinine
     - Infektionen (meist akut)
     - Lymphome
     - Idiopathisch
   - Paroxysmale Kältehämoglobinurie

3. Alloantikörper
   - Bluttransfusionen
   - Schwangerschaften

Tabelle 22. Mechanisch verursachte hämolytische Anämien

1. Mikroangiopathien
   - Splenomegalie
   - Hämolytisch-urämisches Syndrom (HUS)
   - Thrombotisch-thrombozytopenische Purpura (TTP)
   - Verbrauchskoagulopathie (DIC)
   - Leberzirrhose
   - Eklampsie

2. Herzklappenprothesen

3. Extrakorporale Pumpsysteme
   - Hämodialyse
   Hämofiltration
   Extrakorporale Oxygenierung

rasch ab. Dies ist auf die sehr kurze Halbwertzeit des Haptoglobin-Hämoglobin-Komplexes von nur ca. 8 Minuten zurückzuführen. In seiner Funktion als Transport-(und Akut-Phase)-Protein bindet es intravaskuläres, freies Hämoglobin und transportiert es extrem schnell zum Abbau in das retikulo-endotheliale System. Haptoglobin eignet sich daher vorzüglich zum Nachweis einer Hämolyse, das heißt zur Diagnostik und Verlaufbeurteilung hämolytischer Erkrankungen. Stark erniedrigte Haptoglobinwerte sind der Indikator einer intravasalen Hämolyse, die immunhämolytische, mikroangiopathische, mechanische, medikamentöse (G-6-P-Dehydrogenasemangel) und infektiöse (z.B. Malaria) Ursachen haben kann. Extravaskuläre Hämolysen (z.B. ineffektive Erythropoese, Hypersplenismus) zeigen dagegen nur bei hämolytischen Krisen einen Haptoglobinabfall. Erniedrigte Haptoglobinwerte können auch angeboren sein (in Europa allerdings selten). Sie können auch im Rahmen anderer, nicht hämolytischer Erkrankungen beobachtet werden, z.B. bei Lebererkrankungen und beim Malabsorptionssyndrom.

Da in Erythrozyten die LDH-Konzentration etwa 360-mal höher ist als im Plasma, kommt es bei hämolytischen Vorgängen zu einem Anstieg der LDH. Die LDH-Erhöhung steht in direkter Abhängigkeit zum Erythrozytenabbau. Ein besonders hoher LDH-Anstieg kann bei hämolytischen Krisen beobachtet werden. Hämolytische Anämien, die durch ein Trauma in der Zirkulation hervorgerufen werden, sind durch das Auftreten von Fragmentozyten charakterisiert. Die klinisch wichtigsten Vorkommen sind in Tabelle 22 aufgelistet.

Korpuskuläre Anämien anderer Genese

Im Vordergrund der Enzymdefekte steht der Glukose-6-Phosphat-Dehydrogenase-Mangel in allen seinen genetisch fixierten Varianten, von denen der Favismus die klinisch bekannteste Form geworden ist.

Von den Hämoglobinopathien hat das Sichelzell-Syndrom in all seinen Varianten Bedeutung erlangt, daneben ist das

M-Hämoglobin als Ursache der Familiencyanose erwähnenswert. Ebenso zählen alle Varianten der Thalassämie zu den Hämoglobinopathien, Krankheitsbilder, die durch die vermehrte Mobilität der Weltbevölkerung zunehmend Bedeutung gewinnen. Diese Hämoglobinopathien bieten morphologisch ein variables Bild mit Target-Zellen (Abb. 17). Eine eindeutige Diagnose ist nur durch die Hämoglobin-Elektrophorese oder durch die Hochdruckflüssigkeitschromatographie (HPLC) möglich.

Alle hämolytischen Anämien sind wegen der erhöhten Zellmauserung durch einen erhöhten Folsäurebedarf und Eisenumsatz charakterisiert.

Zusammenfassung:
Nicht-eisenbedingte Störungen der Erythropoese

In der Praxis haben sich der Mangel an Vitamin B_{12}, Folsäure und/bzw. Erythropoetin als maßgebende Faktoren einer nicht eisenmangelbedingten Anämie erwiesen.

Bei Erkrankungen, die mit makrozytärer Anämie einhergehen, stehen Folsäuremangel oder Vitamin B_{12}-Mangel im Vordergrund.

In der Differentialdiagnose makrozytärer Anämien lenkt eine erhöhte Lactatdehydrogenase bei gleichzeitig vorliegender Retikulocytose und Hyperbilirubinämie die Aufmerksamkeit

Tabelle 23. Nicht-eisenbedingte Störungen der Erythropoese

Mikrozytäre Anämien	Makrozytäre Anämien	Normozytäre Anämien
Eisenstoffwechselstörung	Folsäuremangel	Renale Anämien
ACD	B_{12}-Mangel	ADC
		Hämolytische Anämien
		Hämoglobinopathien
		Knochenmarkserkrankungen

auf ein Vitamin B_{12}-Defizit. Eine makrozytäre Anämie ohne diese Komponenten macht einen echten Folsäuremangel wahrscheinlich (Gravidität, Alkohol).

Normozytäre Anämien lenken die Aufmerksamkeit auf die hämolytische Komponente des Erythrozytenabbaus, wobei das Haptoglobin der diagnostische Schlüssel ist.

Die Erythrozyten-Morphologie stellt Weichen zum Ausschluss einer mechanischen Hämolyse bzw. zur Suche nach einer Hämoglobinopathie.

Der Beweis der Einschränkung der Nierenfunktion macht den praktisch wichtigsten Mangel eines Kofaktors der Hb-Synthese wahrscheinlich, den Mangel an Erythropoetin.

Diagnostik bei Eisenstoffwechselstörungen

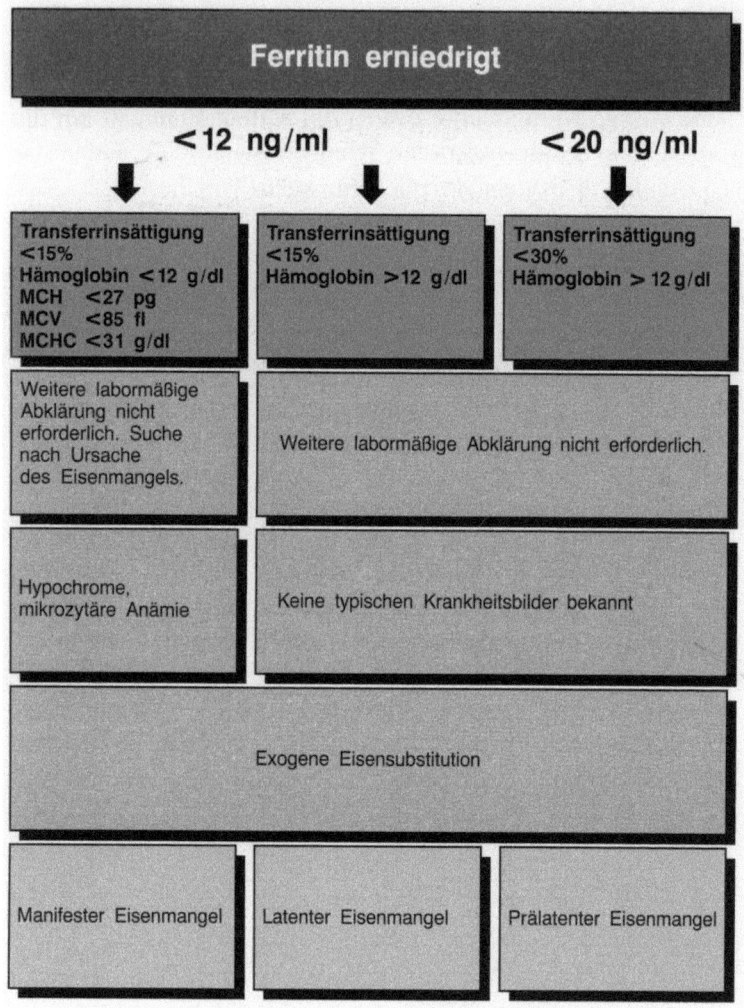

Abb. 29. Stufendiagnostik bei Eisenstoffwechselstörungen

Nicht-eisenbedingte Störungen der Erythropoese

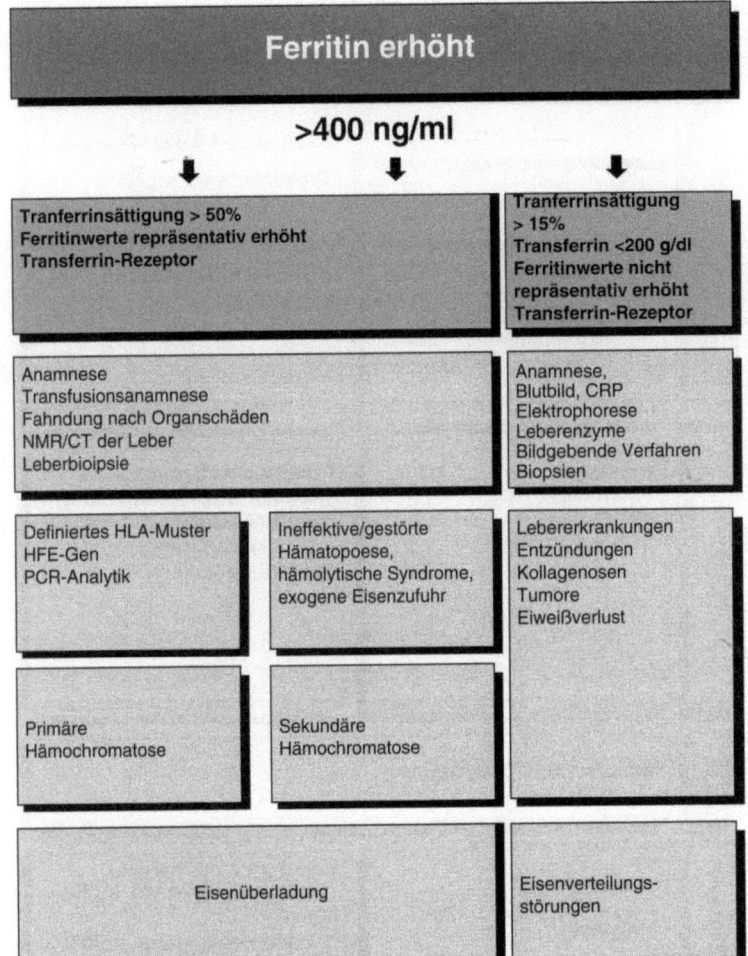

Diagnostik bei Eisenstoffwechselstörungen

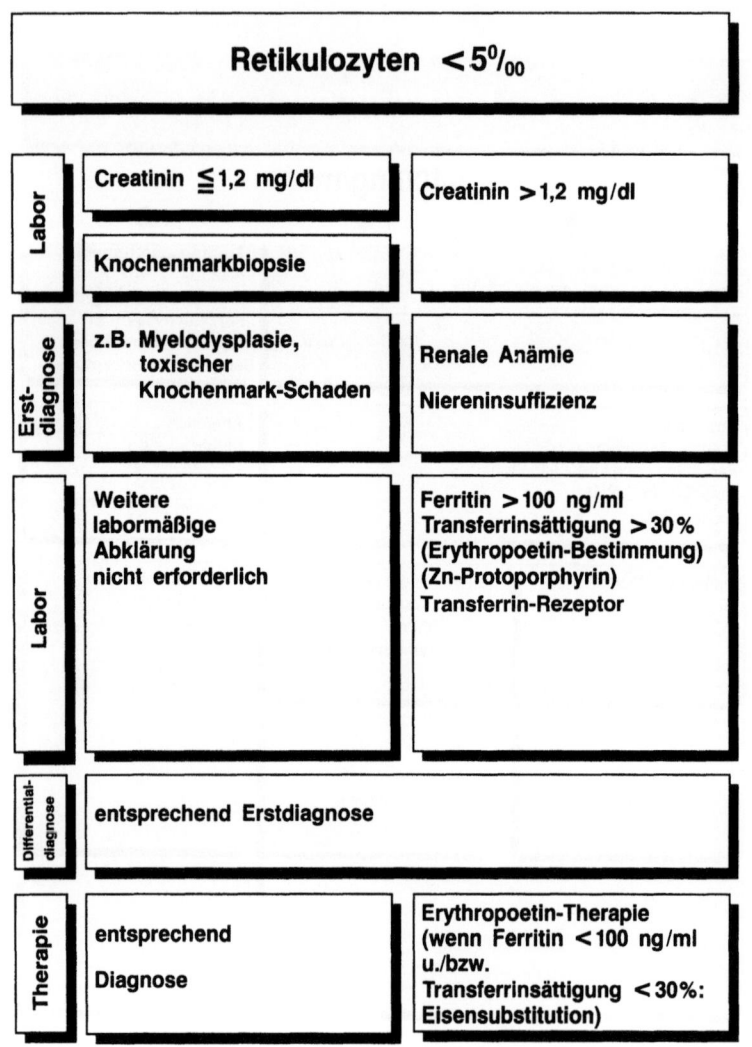

Abb. 30. Normozytäre Anämie

Nicht-eisenbedingte Störungen der Erythropoese 111

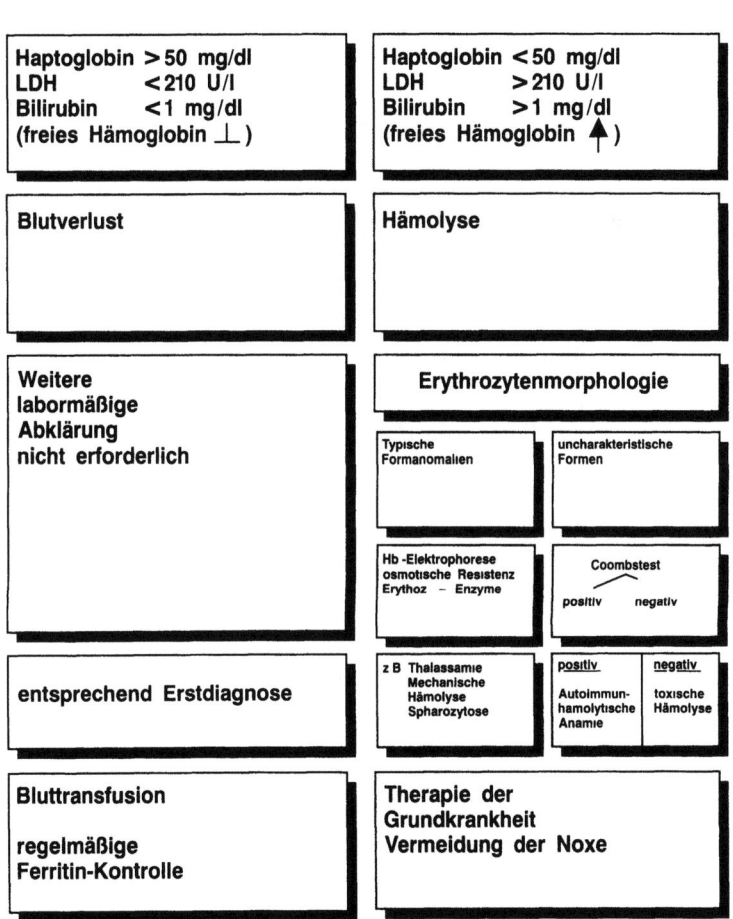

Therapie der Anämien

Bei den meisten diagnostizierten Anämien handelt es sich äußerst selten um lebensbedrohliche Zustandsbilder. Ein wichtiger Bestandteil der Therapie ist daher, die Ursache der Anämie festzustellen und sie entsprechend einzuordnen. Der nächste Schritt besteht in der Behebung.

Therapie des Eisenmangels

In den letzten Jahren wurde erkannt, dass Eisen einer der wichtigsten Biokatalysatoren ist. Als zentraler Baustoff für Hämoglobin ist es lebenswichtig. Es kann oral als Fe(II) gegeben werden, oder in den modernen parenteralen Präparaten als Fe(III).

Orale Eisengabe

Eisenmangel kann durch in der Nahrung enthaltenes Eisen nicht behoben werden, es ist immer orale Substitution indiziert. Trotz verschiedener galenischer Zubereitungen schwankt die Verträglichkeit oraler Eisenpräparate sehr, so dass jede Medikation wegen der Compliance des Patienten engmaschig überwacht werden sollte.

Der Goldstandard der Therapie ist nach wie vor Eisensulfat ($FeSO_4$), welches zweckmäßig auf eine bis drei Tagesdosen verteilt genommen werden sollte. Es kann damit eine Resorption von 10–20 mg Eisen pro Tag erreicht werden. Ein signifikanter Hämatokritanstieg ist innerhalb von drei Wochen, eine Normalisierung des roten Blutbildes ist nach zwei Monaten zu erwarten.

Die Eisentherapie sollte jedoch nach Erreichen dieses Wertes noch 3–6 Monate fortgesetzt werden, um die Eisenvorräte des Organismus aufzufüllen (Kontrolle des Ferritinspiegels ist erforderlich). Für die orale Eisengabe eignen sich neben Eisen(II)-sulfat, auch -chlorid, -lactat, -gluconat und -fumarat.

In Tabelle 24 sind die gängigsten Eisenverbindungen, die der oralen Therapie dienen, aufgeführt. Neben Eisensulfat sind Fumarate, Gluconate im Handel, wobei Darreichungsformen von Tabletten über Brausetabletten bis zu Suspensionen angeboten werden. Es muss darauf hingewiesen werden, dass Tabletten, die sich erst im Dünndarm auflösen, bezüglich der Eisenresorption nahezu wertlos sind. Bei der Verabreichung von oralen Eisenpräparaten werden sehr oft verschiedene Resorptionsförderer angeboten, wobei lediglich die Ascorbinsäure in der Dosierung von 200 mg oder mehr sich als resorptionssteigernd erwiesen hat. Jedoch müssen erhebliche Nebenwirkungen in Kauf genommen werden.

Ist nach zweimonatiger oraler Eisengabe keine Besserung des roten Blutbildes erreicht worden und ist die Diagnose der Eisenmangelanämie gesichert, ist die Hauptursache der mangelnden Besserung meistens eine unregelmäßige oder fehlende Medikamenteneinnahme. In seltenen Fällen liegen Resorptionsstörungen vor, die durch den Eisen-Resorptonstest ausgeschlossen werden können. Liegen keine Resorptionsstörungen vor, muß eine neuerliche Suche nach occulten Blutverlusten durchgeführt werden.

Tabelle 24. Richtdosis der gängigsten oralen Fe(II)-Präparate

		Richtdosis
Eisen-II-Sulfat	105 mg Fe^{2+}	1 × täglich
Eisen-II-Fumarat	308 mg Fe-fumarat $\hat{=}$ 100 mg Fe^{2+}	1 × taglich
Eisen-II-Gluconat	200 mg Fe-gluconat $\hat{=}$ ca. 30 mg Fe^{2+}	3 × 2 Tabletten täglich
	625 mg Fe-gluconat/Ascorbinsäure $\hat{=}$ 80 mg Fe^{2+}	1–2 Tabletten taglich

Parenterale Eisengabe

Die Indikation zur i.v. Verabreichung von Eisen sind:

- mangelnde Eisenresorption
- gastrointestinale Erkrankungen
- die Unmöglichkeit, vorhandene genügend große Eisendepots zu mobilisieren (Niereninsuffizienz)
- Intoleranz gegenüber oraler Eisengabe.

Vor der parenteralen Eisenzufuhr ist es zweckmäßig, den Eisenbedarf annähernd zu berechnen und ihn unter Berücksichtigung der Eisenreserve zuzuführen.

Von den in Europa zur Verfügung stehenden Präparaten (Eisensaccharat, Eisenglukonat, Eisenascorbat, Eisencitrat) hat sich vor allem Eisensaccharat für die parenterale Applikation durchgesetzt. Der Eisensaccharat-Komplex hat den Vorteil, dass er praktisch nicht glomerulär filtriert wird (Molekulargewicht 43 000 Daltons), daher renal nicht ausgeschieden wird und infolgedessen auch keine tubulotoxischen Effekte zeigt. Außerdem zeichnet sich diese Substanz durch ein geringes Potential für

Tabelle 25. Parenterale Eisengabe. Kalkulation der erforderlichen Gesamtdosis

Gesamtmenge benötigtes Eisen =
[Hb-Defizit × Blutvolumen × Eisenreserve Hb] + Eisenreserven in Depots

Beispiel: Erwachsener (männlich)

BW (Gewicht):	70 kg
Blutvolumen:	0,069 l/kg × BW (body weight)
Hb, gemessen:	90 g/l Blut
Hb-Defizit:	40 g/l Blut
Hb-Zielwert:	130 g/l
Eisenreserve in Hb:	3,4 mg Fe/g Hb
Eisenreserve in Depots:	0,5 mg (abgeschätzt über Ferritin)

Gesamtmenge benötigtes Eisen (g) =
$[40 \times 0{,}069 \times 70 \times 3{,}4 \times 10^{-3}] + 0{,}5 = 0{,}7 + 0{,}5 = 1{,}2$ g

Tabelle 26. Eisensubstitution

	Eisensaccharat	Eisenglukonat
< 100 ng/ml Ferritin	40 mg Eisen/HD*	62,5 mg Eisen/HD*
> 100 ng/ml Ferritin	10 mg Eisen/HD	10 mg Eisen/HD

* Angaben der Hersteller für den Inhalt/Ampulle; *HD* Hämodialyse

anaphylaktoide Reaktionen (im Gegensatz zu Eisendextran) aus, setzt aber Eisen in der Leber und aus dem Komplex frei, so dass als Nebenwirkung auf eine Hepatotoxizität geachtet werden muss. Bei der Verwendung von Eisensaccharat oder Eisenglukonat gelten die angeführten Eisendosen pro Hämodialyse nach Herstellerangaben als unbedenklich (Tabelle 22).

Während in Europa die Verabreichung der Gesamteisenmenge in der Regel in fraktionierten Dosen erfolgt, ist in Amerika die intravenöse Infusion der Gesamtdosis über 4–6 Stunden nach Verabreichung einer Testdosis üblich.

Die Gesamtdosis zur Behebung einer manifesten Eisenmangelanämie (Ferritin < 12 ng/ml) liegt in der Regel zwischen 1,0 bis 1,2 g parenteral zu verabreichendes Eisen.

Die Therapie von megaloblastischen und makrozytären Anämien sowie Eisenverteilungsstörungen mit oder ohne Eisenmangel bedürfen einer etwas komplexeren Therapie [83].

Nebenwirkungen und Gefahren der Eisentherapie

Die *orale* Gabe von Eisensulfat gilt bis heute als Standard für die Therapie des Eisenmangels. Es ist bekannt, dass Eisen-2-Salze besser als Eisen-3-Salze resorbiert werden. Welches Eisensalz angeboten wird, hat wenig Einfluss auf die Bioverfügbarkeit, da sowohl Sulfate, Fumerate, Succinate und Gluconate gleich gut resorbiert werden.

Die Menge des resorbierten Eisens hängt von der Menge an Eisensalzgehalt der Verabreichungsform ab. Wichtig ist, dass sich die Tabletten rasch im Magen auflösen. Sogenannte „enteric coated tablets" sind für die orale Therapie denkbar ungeeignet. Von allen resorptionsfördernden Substanzen hat sich nur Ascorbinsäure in einer Dosierung von > 200 mg als wertvoll erwiesen, jedoch geht eine gesteigerte Aufnahme mit einem signifikanten Anstieg von Nebenwirkungen einher.

Die Unverträglichkeit oraler Eisengaben beinhalten Sodbrennen, Übelkeit, Blähungen, Verstopfung oder Durchfälle.

Diese Unverträglichkeiten können oft minimiert werden, wenn die Therapie mit einer kleinen Dosis begonnen wird, um sie dann allmählich zu steigern. Bei ungefähr 25 % der Patienten treten Nebenwirkungen auf bei täglichen Dosen von 200 mg Eisen, in drei gleich große Portionen verteilt. Wird die oral verabreichte Eisendosis verdoppelt, beobachtet man einen Anstieg der Nebenwirkungen bei etwa der Hälfte der Patienten. Das Auftreten von Sodbrennen oder Durchfällen ist allerdings von der verabreichten Dosis unabhängig.

Die orale Eisenresorption bei gesunden Menschen unterliegt einer kontrollierten Steuerung. Es ist nahezu unmöglich, durch zu hohe orale Eisenzufuhr im Erwachsenenalter Symptome einer Metallintoxikation hervorzurufen. Wird dies jedoch beobachtet, muss nach einer Hämochromatose gefahndet werden. Tod nach oraler Eisenaufnahme bei Erwachsenen ist extrem selten und meist die Folge eines Selbstmordversuches.

Anders ist die Situation bei Kindern, besonders bei Kleinkindern. Eine Dosis von 1 oder 2 g orales Eisen kann bereits tödlich sein.

Die Symptome einer Eisenvergiftung können sich innerhalb von 30 Minuten, aber auch erst nach mehreren Stunden entwickeln, und sie bestehen in abdominellen krampfähnlichen Schmerzen, Durchfällen und Erbrechen von braunem oder blutig tingiertem Magensaft. Die Patienten werden blass oder zyanotisch, müde, benommen, beginnen als Folge ihrer metabolen Azidose zu hyperventilieren und sterben oft am kardiovaskulären Versagen.

Intravenöse Eisengaben sind vor allem bei sogenanntem funktionellem Eisenmangel indiziert.

Bei der intravenösen Gabe kann es zu Unverträglichkeitsreaktionen unmittelbar während oder nach intravenöser Gabe kommen. Zusätzlich sind auch unerwünschte Langzeitwirkungen beschrieben worden, so dass die intravenöse Eisentherapie nur bei strenger Indikationsstellung durchgeführt werden sollte. Sofortreaktionen sind Krankheitsgefühl, Fieber, akute generalisierte Lymphadenopathie, Gelenksbeschwerden, urtikarielle Ausschläge und bei Patienten mit rheumatoider Arthritis unter Umständen Exacerbation der Erkrankung. Diese eher harmlosen, aber unangenehmen Begleiterscheinungen unterscheiden sich von der gefürchteten, sehr seltenen anaphylaktischen Reaktion, die trotz sofort einsetzender Behandlung tödlich ausgehen kann. Vor allem bei Therapie mit Eisendextran sind vereinzelt solche Reaktionen mit tödlichem Ausgang beschrieben worden; dies zwingt dazu, die Indikation zur i.v.-Therapie sehr streng zu stellen [17].

Es gibt gesicherte Hinweise, dass Infektionen, kardiovaskuläre Erkrankungen und Karzinogenese durch intravenöse Eisengaben beeinflusst werden.

Infektionen: Es besteht eine enge Beziehung zwischen der Verfügbarkeit von Eisen im Organismus und Virulenz bakterieller Infektionen. Eisen erhöht die Multiplikation von Bakterien im befallenen Organismus stark. Eisenüberschuss kann daher das Infektionsrisiko erhöhen und intravenöse Eisengaben haben in Studien ergeben, dass sie – während der Infektionsphase gegeben – das Krankheitsbild verschlechtern. Es gilt heute als bewiesen, dass Hydroxylradikale, die während der Eisentherapie gebildet werden, für die negativen Effekte des Eisens verantwortlich sind. Eisenmangel behindert Bakterienwachstum, verhindert eine adäquate Infektabwehr des befallenen Organismus. Besonders bei Dialysepatienten bzw. Patienten im Endstadium renaler Erkrankungen kann intravenöse Eisentherapie die Aktivität der Phagozyten negativ beeinflussen, ebenso auch die der T- und B-Lymphozyten [97].

Bei Patienten mit *Malignomen* ist eine Eisentherapie klar indiziert, wenn Eisenmangel vorliegt. In dieser Patientengruppe jedoch handelt es sich sehr oft um eine ACD, bei der das Funktionseisen erniedrigt ist. Die Eisenvorräte sind im normalen oder erhöhten Bereich. Nicht-indizierte Eisengaben können nicht nur verschiedene Organsysteme des Erkrankten beeinträchtigen, sondern auch zur gesteigerten Proliferation neoplastischer Zellen beitragen. In verschiedenen Studien wurde nachgewiesen, dass eine hohe Transferrinsättigung mit einem erhöhten Risiko für alle Karzinome und speziell für Lungenkrebs und Dickdarmkrebs einhergeht [125].

In einer Studie, die das relative Krebsrisiko in Blutspendern und Nichtspendern verglich, ergab sich ein signifikantes Ansteigen des relativen Risikos in der Nichtspendergruppe, ein Karzinom zu entwickeln [74].

In letzter Zeit haben Erkenntnisse zugenommen, dass Eisen in der Pathogenese *kardiovaskulärer Erkrankungen* eine wichtige Rolle spielt. Die Hypothese, dass Eisenverarmung gegen koronare Herzkrankheit schützt, wurde bereits 1981 [8] als Erklärung dafür vorgebracht, dass zwischen den Geschlechtern ein so auffälliger Unterschied in der Inzidenz der koronaren Herzkrankheit besteht. Es ist ein Faktum, dass das praktische Fehlen von Myokardinfarkten bei geschlechtsreifen Frauen mit niedrigen Depoteisenspiegeln einhergeht. Auffällig ist auch, dass nach Beenden der menstruellen Eisenverluste es zu einem prompten Ansteigen von Fällen koronarer Herzkrankheit kommt [127].

Auf die Wichtigkeit des Eisens in der Rolle der Atherogenese ist in verschiedenen Untersuchungen hingewiesen worden. Eine der letzteren ergab Hinweise, dass Serum-Ferritinwerte über 50 ng/ml zu einer deutlichen Steigerung der Artherosklerose in den Carotiden sowohl bei Männern als auch bei Frauen führt [73]. Die Förderung der Atherogenese unter intravenöser Eisentherapie hat zu Überlegungen der gleichzeitigen Anwendung von Erythropoetin und Deferoxamin geführt, um durch Mobilisation von Eisendepots die Gabe intravenösen Eisens unnötig zu machen.

Die Schwierigkeit dieses Therapiekonzeptes liegt darin, dass die Mobilisation von Depoteisen nicht vorhersagbar ist. Aus einer jüngst publizierten Studie kann abgeleitet werden, dass intravenöses Eisen in Kombination mit Erythropoetin bei Dialysepatienten das kardiovaskuläre Risiko und damit die Mortalität steigert [9].

Unter diesen hier diskutierten Aspekten, nämlich Einfluss von Eisen auf Infektionskrankheiten, Karzinogenese und Entwicklung der Artherosklerose wird von der Ansicht abgegangen werden müssen, dass mehr oder weniger jede Menge gespeicherten Eisens harmlos ist, solange nicht eine massive Überladung vorliegt. Jegliche Form der Eisentherapie bedarf daher einer sorgfältigen Überwachung und es gilt zu überdenken, ob das Erreichen sogenannter Normalwerte bezüglich Hämatokrit und Hämoglobin in jedem Fall erstrebenswert ist.

Therapie von Eisenverteilungsstörungen

Anämien bei chronischen Erkrankungen (ACD)

Die Anämien chronischer Erkrankungsprozesse (ACD) sind das Ergebnis eines multifaktoriellen Vorganges, in dem die Aktivierung des immunologischen und inflammatorischen Systems eine bedeutende Rolle spielt.

An der Spitze der Therapie sollte die Heilung oder möglichst positive Beeinflussung der Grundkrankheit stehen.

Rheumatoide Arthritis (RA)

Die klinische Manifestation der rheumatoiden Arthritis führt infolge eines chronischen Entzündungsprozesses zur schubweise fortschreitenden Zerstörung von Knorpel und Knochen in den Gelenken. Die Erkrankung ist aber nicht auf Gelenke beschränkt sondern manifestiert sich häufig auch bei anderen Organen, beispielsweise an Herz, Auge oder Niere.

Bei der Induktion der rheumatoiden Arthritis spielt übermäßig freigesetzter Tumor-Nekrose-Faktor alpha (TNF-α) eine zentrale Rolle für das Entzündungsgeschehen und die Gelenkdestruktion. Um erhöhte TNF-α-Spiegel zu neutralisieren, stehen zwei neue Wirkprinzipien zur Verfügung: TNF-α-Antikörper wie Infliximab und lösliche TNF-Rezeptoren wie Etanercept [118]. Beide Therapiemöglichkeiten sind in ihren Langzeitwirkungen noch nicht zu beurteilen, wobei bei beiden Therapien eine Lymphomneogenese befürchtet wird [118].

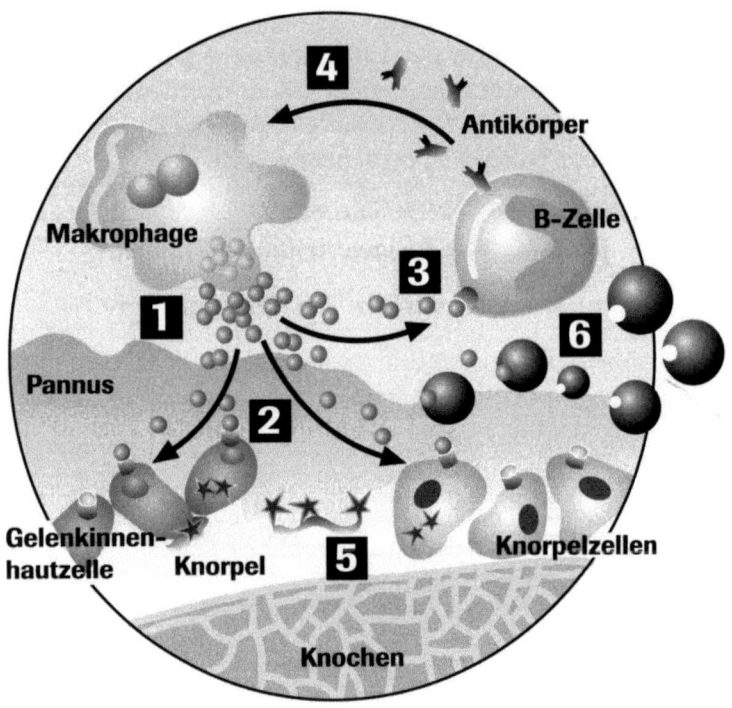

Abb. 31. Blockade der Entzündungsabläufe in den Gelenken: 1. Makrophagen in der Gelenkflüssigkeit schütten TNF-α aus. 2. TNF regt die Bildung zellzerstörender Enzyme an. Das Entzündungsgewebe (Pannus) auf der Gelenkhaut wächst. 3. TNF stimuliert B-Zellen zur Produktion von Antikörpern. 4. Die Antikörper sorgen in den Makrophagen für die Produktion von weiterem TNF. 5. Die zellzerstörenden Enzyme greifen die Gelenkhautzellen an, der Knorpel wird vernichtet und der Knochen angefressen. 6. Medikamente wie TNF-Blocker blockieren TNF

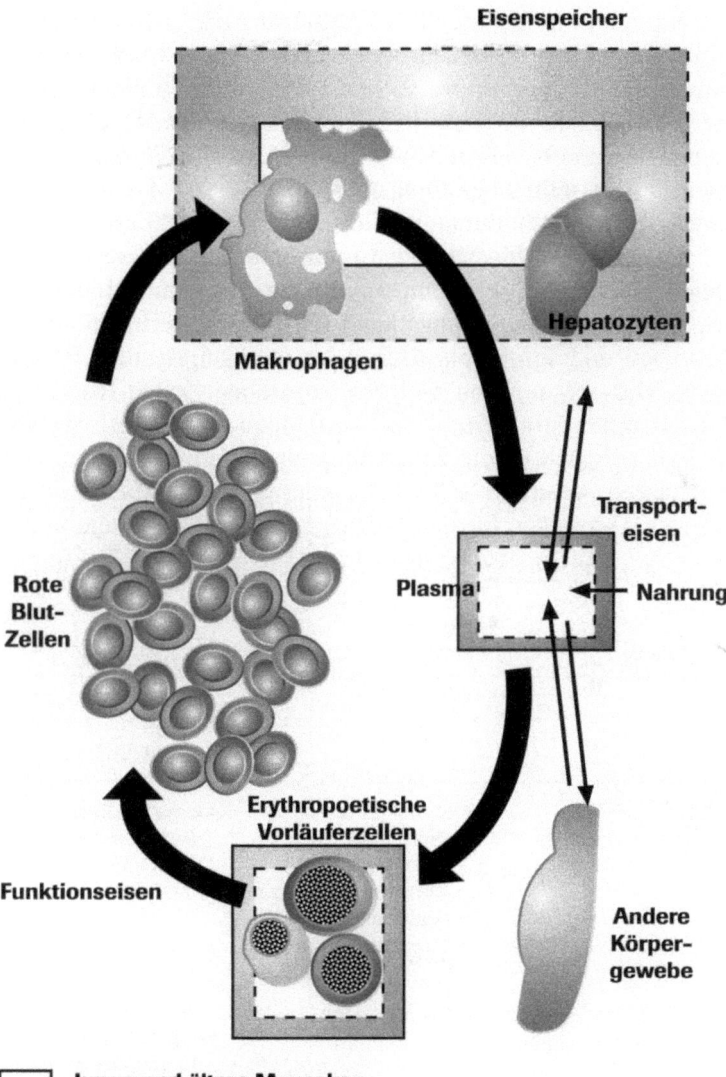

Abb. 32. Funktionseisen, Transporteisen, Eisenspeicher im Eisenmetabolismus

Entzündungshemmende Substanzen wie nichtsteroidale Antirheumatika, Glucocorticoide, Antimetaboliten (Methotrexat) und Immunsuppressiva sind seit Jahren in der Therapie der chronischen Polyarthritis etabliert. Neu ist das Therapiekonzept, Tumor-Nekrose-Faktor alpha (bzw. TNF-α) zu hemmen. TNF-α steht am Anfang einer Kaskade von Zytokinen, die letztlich zur Entzündung und Gewebezerstörung führen.

Dem Eisenstoffwechsel in Monozyten/Makrophagen kommt bei chronischen Erkrankungen eine herausragende Bedeutung zu. Der Organismus benutzt den Eisenstoffwechsel im inflammatorischen und antineoplastischen Verteidigungssystem. Er entzieht Mikroorganismen und Neoplastischen Zellen Eisen und kompartimentiert Eisen im retikuloendothelialen System. Charakteristisch ist die Entstehung einer normochromen, normozytären Anämie (ACD – Anämie bei chronischen Erkrankungen). Ursachen für eine solche Anämie sind Entzündungen aller Art (Rheumatoide Arthritis, Malignome oder Traumen).

Tabelle 27. Weshalb ist eine kombinierte EPO/Eisen-Therapie nötig?

	Erythroide Zellen	Reticuloendotheliales System (z. B. Makrophage)
EPO ↑ = EPO-Behandlung	• stimuliert die Proliferation von erythroiden Knochenmarkszellen • reguliert TfR-Expression hoch	• reguliert Transferrin-Rezeptor-Expression hoch
„Freies-Eisen" ↑ = i.v.-Eisen-Behandlung	• stimuliert die Hb-Synthese	• hemmt NOS und NO Produktion • reguliert Ferritin-Expression hoch • hemmt IFN-γ und TNF-α-Produktion

IFN-γ Interferon-γ; *TnF-α* Tumor-Nekrose-Faktor α; *NO* Nitric oxide (Stickoxid); *NOS* Nitric oxide synthase (Stickoxidsynthase)

Die Erythropoese ist hierbei vor allem auf der CFU-E-Stufe beeinträchtigt. Verschiedene Zytokine werden dafür verantwortlich gemacht.

Monozyten/Makrophagen sind für die Erythropoese im Knochenmark von großer Bedeutung.

Unter Epo / Eisen - Therapie

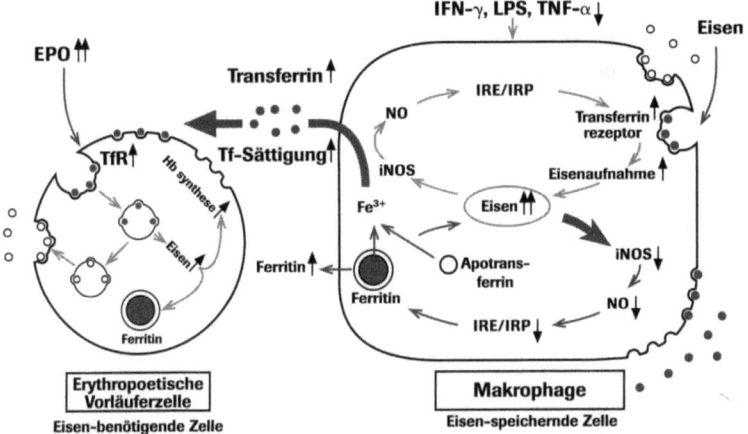

Abb. 33. Modell der Autoregulation von Eisenstoffwechsel und NO/NOS-Zyklus in aktivierten Monozyten/Makrohagen und der Versorgung einer Eisen-benötigenden Zelle.

Abkurzungen: *IFN-γ* Interferon γ; *iNOS* induzierte Stickoxydsynthase; *IRE* auf Eisen reagierendes Element; *IRE/IRP* hochaffine Bindung von Eisen-regulierendem Protein (IRP) an IREs; *LPS* Lipopolysaccharid; *TNF-α* Tumor-Nekrose-Faktor α; ↑ und ↓ zeigen Anstieg oder Abnahme zellulärer Reaktionen.

Versorgung einer Eisen-benötigenden Zelle.

Zeichenerklarung: ⋃ Transferrin-Rezeptor; ● Eisen tragendes Transferrin, ○ Apotransferrin; ⊙ Ferritin.

Als Ferritin gespeichertes Eisen einer Eisen-speichernden Zelle wird an Transferrin abgegeben und zu der Zelle transportiert, die Eisen benötigt.

Die Zytoplasmamembran der Gewebezellen enthält Transferrin-Rezeptoren, an die das Eisen tragende Transferrin bindet.

Das Endosom wandert in das Zytoplasma und setzt dort Eisen frei.

Es kehrt zur Zytoplasmamembran zurück und Apotransferrin wird nach extrazellular abgegeben.

Die Progenitorzellen der roten Reihe proliferieren und differenzieren sich nur unter optimalen lokalen Bedingungen.

Die sogenannten Blutinseln im Knochenmark bestehen aus einem zentral gelegenen Makrophagen umgeben von kleinen Zellen der erythroiden und myeloischen Reihe. Zu den umgebenden Zellen gehören auch Endothelzellen, Fettzellen, retikuloepitheliale Zellen und Fibroblasten.

Die Eisen- und Erythropoetintherapie bei Patienten mit *Autoimmunerkrankungen (wie rheumatoide Arthritis)* wird als sehr erfolgversprechend beurteilt [18, 94], da neben der Besserung der Anämie auch die beschriebenen Hemmeffekte des Eisens auf Zytokinaktionen und makrophageninduzierte Zytotoxizität sich günstig auswirken.

Unter Erythropoetingabe wird der Transferrin-Rezeptor auf erythroiden Vorläuferzellen hochreguliert. Eine sequentielle Gabe von Erythropoetin und Eisen (im Abstand von 48 Stunden) ist zu diskutieren [138].

Die ersten Therapieansätze sind sehr erfolgversprechend. Auch bei hochaktiver entzündlicher rheumatoider Arthritis wird die zum Teil schwere Begleitanämie durch Erythropoetinsubstitution erfolgreich beseitigt [70]. Die Patienten wurden mit 150 IU/kg Körpergewicht rhEPO 2× wöchentlich über einen Zeitraum von 12 Wochen behandelt und erhielten im Falle eines Funktionseisendefizits zusätzlich 200 mg Fe^{3+}-Sucrose wöchentlich i.v.

Alle Patienten zeigten eine Normalisierung sowohl hinsichtlich Hb-Konzentration als auch hinsichtlich ihrer Lebensqualität gemessen an verschiedenen Parametern, wie multi-dimensional assessment of fatique (MAF), muscle strength index (MSI). Auch Laborparameter zur Messung der Aktivität der rheumatoiden Arthritis und der Rheumatoid Arthritis Disease Activity Index (RADAI) zeigten eine deutliche Verbesserung während der Erythropoetintherapie. Nach Absetzen der 12wöchigen Erythropoetintherapie war wie zu erwarten eine Abnahme der erreichten Besserung zu beobachten.

Im Vergleich zur Anämie der chronischen Niereninsuffizienz sind zur Korrektur und Erhaltung keine höheren Gaben an

Erythropoetin und Eisen notwendig. In einer plazebokontrollierten, doppelblind geführten Studie von Peeters et al. [98] wurde gezeigt, dass neben dem Anämieausgleich vor allem ein Rückgang der entzündlichen Krankheitsaktivität bei rheumatoider Arthritis beobachtet wird [99]. Um bei rhEPO-Gabe in Kombination mit intravenösen Eisen-Injektionen eine optimale Betreuung der Patienten zu gewährleisten, sind in regelmäßigen Abständen Parameter des Eisenhaushaltes zu bestimmen, die in Tabelle 29 aufgelistet sind. Die Empfehlungen zur Behandlung der Anaemie bei RA wurden aktualisiert und es gelten derzeit, sowohl für die Behandlung der Anaemie bei RA (Eisenverteilungsstörung) als auch bei der Anaemie der Niereninsuffizienz (Erythropoetinmangel und Eisenverwertungsstörung) nahezu identische Empfehlungen

Tabelle 28. EPO/i.v. Eisen bei der Behandlung von ACD und DA

Korrektur von ACD und DA		Korrektur der Erkrankungsaktivität (DA)	
EPO	50–150 IU/kg/Woche	EPO	50–70 IU/kg/Woche
i.v. Eisen	30–120 mg	i.v. Eisen	0–90 mg
Ziel Hb	10–12 g/dl	Ziel Hb	10–12 g/dl
Ziel Ferritin	100–400 µg/l	Ziel Ferritin	100–400 µg/l
Ziel Transferrinsättigung (TfS)	15–45 %	Ziel Transferrinsättigung (TfS)	15–45 %
Ziel löslicher Transferrin-Rezeptor (sTfR)	1–3 mg/l	(TfS wird in der Zukunft durch sTfR ersetzt)	
		Ziel löslicher Transferrin-Rezeptor (sTfR)	1–3 mg/l
		Ziel CRP-Konzentration	< 5 mg/l
		ACR 20 Index	

ACD Anemia of chronic disease (Anämie chronischer Erkrankungen); *DA* Disease activity (Aktivität der Erkrankung); *TfS* Transferrin-Sättigung; *TfR* Transferrin-Rezeptor; *Hb* Hämoglobin; *CRP* C-reaktives Protein; *ACR 20 Index* Responder Rate nach den Kriterien des American College of Rheumatology (ACR)

Tabelle 29. Diagnostische Parameter und Zielwerte für die Praxis der Eisensubstitution unter Therapie mit rhEPO bei ACD

Diagnostische Parameter	Zielwerte	Häufigkeit der Bestimmung
Hämatologische Parameter		
Hämoglobin	10–12 g/dl	
Hämatokrit	30–36 %	monatlich
Retikulozyten	10–15 ‰	
Folat	> 20 ng/ml	halbjährlich
Vitamin B$_{12}$	> 2 ng/ml	
Eisenparameter		
Ferritin (F)	100–400 ng/ml	
Transferrinsättigung	15–45 %	Bei Beginn und
Hypochrome Erythrozyten	< 10 %	drei Wochen
löslicher Transferrin-		nach Ende der
Rezeptor (sTfR)	1–3 mg/l	Anämie-Korrektur,
CRP	< 5 mg/l	dann halbjährlich
TfR/log F		

Zu Beginn der Therapie mit rhEPO und ca. 3 Wochen nach dem Ende der Anämiekorrektur mit i.v. Eisen sollten alle hämatologischen Parameter und Eisenparameter bestimmt werden. Zweimal pro Jahr sollten diese Parameter überprüft werden

(Tabellen 28, 31). Die rhEPO-Gabe hat sich als sehr sichere Therapie – vor allem auch in Hinblick auf das Fehlen von Nebenwirkungen – seit vielen Jahren bewährt.

Anämie bei malignen Neoplasien

Wie bereits erwähnt sind Anämien bei chronisch entzündlichen Prozessen ein Ergebnis multifaktorieller Prozesse bei denen das Immunsystem und das inflammatorische Geschehen eine dominierende Rolle spielen.

Nach den bislang vorliegenden Erfahrungen ermöglichen prätherapeutische Erythropoetinspiegel bei Tumorpatienten eine gewisse prädikative Aussage über das Ansprechen auf eine Erythropoetintherapie.

Tumoranämien mit einem Ausgangs-Erythropoetinspiegel unter 500 mU/ml reagieren erfolgversprechend gut auf Erythropoetingaben [86].

Ludwig et al. [87] berichten über einen Therapieerfolg, bei dem nach 2 Wochen der Anstieg der Hämoglobinkonzentration um mehr als 0,5 g/dl und ein Absinken des Erythropoetin-Spiegels auf weniger als 100 mU/ml beobachtet wurde. Auch ein Absinken des Serum-Ferritins wird als günstiges Zeichen auf die Therapie interpretiert.

Ein Ansprechen auf die Erythropoetintherapie ist erst nach 4–6 Wochen zu erwarten, wobei nicht alle Tumore gleich gut ansprechen und auch die Wahl der Chemotherapie Bedeutung hat.

Die klinische Erfahrung zeigt, dass unter einer EPO-Dosierung von 150 U/kg Körpergewicht/3 x wöchentlich Patienten verabreicht, folgende Ansprechraten erzielt wurden: Patienten mit multiplen Myelomen (ca. 82 %), mit Mamma-Carcinom (ca. 42 %), Colon-Carcinom (ca. 52 %). Die Ansprechrate bei Patienten mit myelodysplastischem Syndrom ist dagegen gering und liegt unter 10 % [88].

Die Therapie der Anämie bei chronischen Entzündungen ähnelt sehr stark der Anämie-Therapie bei Urämie. Inadäquate Erythropoietin-Sekretion kann durch den Einsatz von rekombinantem humanen EPO effektiv zur Korrektur der Anämie eingesetzt werden, wenn der funktionelle Eisenmangel rechtzeitig durch adäquate Eisengabe beseitigt wird.

Die empfohlene EPO-Dosis ist 150 U/kg Körpergewicht, zweimal pro Woche subcutan verabreicht.

Erste Therapieresultate sind sehr ermutigend und lassen gewisse Parallelen zur Therapie von Anämien bei hoch aktiver rheumatoider Arthritis erkennen, bei der durch EPO-Substitution ebenfalls außerordentlich gute Ergebnisse erhalten werden.

Nach der Beseitigung des funktionellen Eisenmangels durch parenterale Eisensubstitution wird eine Normalisierung der Hämoglobinkonzentration durch Erythropoietin erreicht. Eisen (III)-Sacharat-Komplex ist für die intravenöse Eisentherapie zu empfehlen.

Eine sehr erfolgreiche Studie, in der EPO und i.v. Eisen bei Patienten, die an einer ausgeprägten ACD in Folge einer rheumatoiden Arthritis litten, eingesetzt wurden, haben Kessler et al. [72] in der Frankfurter ACD Studie publiziert. Die Ergebnisse sind in erstaunlich guter Übereinstimmung mit den Publikationen von Weiss et al. [138].

Um eine optimale Versorgung für den Patienten zu erzielen, die rhEPO in Kombination mit i.v. Fe(III)-Injektionen erhalten, sollten in regelmäßigen Abständen während der Behandlung die wesentlichen Diagnostischen Parameter des Eisenstoffwechsels bestimmt werden (Tabelle 29).

Therapie der Eisenverwertungsstörungen

Erythropoetinmangel, Anämie bei Niereninsuffizienz

Die Entwicklung und Einführung des rekombinanten menschlichen Erythropoetins hat die renale Anämie einer kausalen Therapie zugänglich gemacht [46, 115].

Auffallend ist, dass die urämische Anämie von Patienten gut toleriert wird und Hämoglobinwerte bis zu 5 g/dl relativ beschwerdefrei ertragen werden. Bei den meisten Patienten ist die Retikulozytenzahl niedrig, die Überlebenszeit der roten Blutzel-

Tabelle 30. Zielvorstellungen für den Eisenstoffwechsel von Dialysepatienten unter i.v. Eisentherapie

- Substitution eines evtl. Speichereisenmangels (selten)
  Ziel: 100 ng/ml $\geq$ Ferritin $\leq$ 400 ng/ml
- Therapie eines Transporteisenmangels
  (häufig, wegen Eisenmobilisationsstörung)
  Ziel: 15 % $\geq$ Transferrinsättigung $\leq$ 45 %
- Vermeidung einer deutlichen Eisenüberladung
  Warngrenzen: Tf-Sättigung > 45 %
  sTf-Rezeptor < 1 mg/l
  Ferritin > 400 ng/ml
  (falls keine Eisenverteilungsstörung vorliegt)

Therapie der Eisenverwertungsstörungen

len nur mäßig herabgesetzt. Die Anämie ist also das Resultat einer massiv gestörten Erythrozytenproduktion im Knochenmark.

Das Ziel einer erfolgreichen Therapie der renalen Anämie besteht darin, den Transporteisenmangel bei Vermeidung einer deutlichen Eisenüberladung zu beheben. Die Transferrinsättigung sollte deutlich über 20 % liegen und der Depoteisenspiegel sollte 100 ng/ml Ferritin überschreiten, um einen absoluten bzw. funktionellen Eisenmangel beim Urämiker als Ursache für ein inadäquates Ansprechen auf eine Therapie mit rekombinantem Erythropoetin (rhEPO) auszuschließen.

Niedrige Serum-Ferritinwerte (< 100 ng/ml) deuten beim Urämiker auf einen *absoluten Eisenmangel* hin, hohe Ferritinwerte schließen jedoch einen funktionellen Eisenmangel nicht aus.

Ein *funktioneller Eisenmangel* ist charakterisiert durch normale (100–400 ng/ml Ferritin) oder erhöhte Ferritinwerte (> 400 ng/ml) sowie erniedrigte Transferrinsättigung (< 20 %).

Kriterien einer ausreichenden Eisenversorgung sind ein Ferritinspiegel von mindestens 100 ng/ml und eine Transferrinsättigung von mehr als 20 %. Der lösliche Transferrin-Rezeptor sollte gleich oder kleiner 3 mg/l sein (Werte sind noch methodenabhängig).

Bei Nichterfüllen dieser Kriterien ist bei Dialysepatienten nach Auffüllen der Eisendepots auf 100 ng/ml Ferritin eine Eisengabe von etwa 10 mg pro Dialyse notwendig. Bei nichtdialysepflichtigen Patienten kann versucht werden, mit einer oralen Eisensubstitution auszukommen (100 bis 300 mg/Tag).

Das Therapieziel ist, den Hämoglobingehalt auf 10–12 g/dl anzuheben. Der gesamte Eisenbedarf kann durch eine einfache Formel abgeschätzt werden:

$$\text{Fe-Bedarf (mg)} = 150 \text{ mg} \times (HBz - Hbg)$$

in der Hbg in (g/l Blut) für das gemessene Hämoglobin, Hbz in (g/l Blut) für das Zielhämoglobin steht.

Diese Formel gibt einen guten Schätzwert. Bei extremen Anämien sollte allerdings die Formel nach Cook (Abb. 34) benutzt werden.

Die Zielvorstellungen sind in Tabelle 30 aufgelistet.

Längerfristig sollten Ferritinwerte über 300 ng/ml wegen der Gefahr einer Eisenablagerung innerhalb und außerhalb des retikuloendothelialen Systems vermieden werden. Kommt es zu einem Anstieg über diesen Wert im Rahmen einer intravenösen Therapie, sollte eine Therapiepause von drei Monaten bei unveränderter Fortsetzung der Erythropoetinbehandlung erfolgen. Die Gefahr einer Eisenüberladung im Rahmen einer an einen Eisenverlust von etwa 1–1,5 g im Jahr adaptierten parenteralen Substitutionstherapie ist bei Hämodialysepatienten als gering anzusehen. Nach der Anämie-Korrektur wird heute eine niedrig dosierte, höherfrequente Applikation von Eisen (10 bis maximal 20 mg Eisensaccharat pro Hämodialyse) der Vorzug gegeben.

Bei Dialysepatienten wurde bei diesen Eisengaben keine Akutphasereaktion beobachtet. Der Nachweis erfolgte durch CRP, IL-6 (Interleukin 6), Orosomukoid (alpha$_1$-saures Glyko-

Tabelle 31. Vorläufige Empfehlungen für die Eisensubstitution bei Dialysepatienten

Korrektur von renaler Anämie		Erhaltung der Hb-Konzentration	
EPO	ca. 2000 IU/Patient/Dialyse	(3 Dialysen/Woche)	
i.v. Eisen (Fe^{3+}-Sacharat)	10–40 mg	i.v. Eisen	10–20 mg
Ziel-Hb	10–12 g/dl	Ziel-Hb	10–12 g/dl
Ziel-Ferritin	100 ng/ml	Ziel-Ferritin	100–400 ng/ml
Ziel-Transferrinsättigung (TfS)	15–45 %	Ziel-Transferrinsättigung (TfS) (TfS wird in der Zukunft durch sTfR ersetzt)	15–45 %
Ziel-löslicher Transferrin-Rezeptor (sTfR)	1–3 mg/l	Ziel-löslicher Transferrin-Rezeptor (sTfR)	1–3 mg/l
Ziel-CRP-Konzentration	< 5 mg/l	Ziel-CRP-Konzentration	< 5 mg/l

Tabelle 32. Empfehlungen für die Diagnostik bei Hämodialyse-Patienten unter Therapie mit rh-EPO, i.v. Eisen

Diagnostische Parameter	Zielwerte	Haufigkeit der Bestimmung
Hämatologische Parameter		
Hämoglobin	10–12 g/dl	monatlich
Hämatokrit	30–36 %	monatlich
Retikulozyten	10–15 ‰	monatlich
Folat	> 20 ng/ml	halbjährlich
Vitamin B_{12}	> 2 ng/ml	halbjährlich
Eisenparameter		
Ferritin (F)	100–400 ng/ml	Bei Beginn und drei Wochen nach Ende der Anämie-Korrekturphase, dann halbjährlich
Transferrinsättigung (TfS)	15–45 %	
löslicher Transferrin-Rezeptor (sTfR)	1–3 mg/l	
TfR/log F		
Hypochrome Erythrozyten	< 10 %	
CRP	< 5mg/l	

Zu Beginn der Therapie mit rhEPO und ca. 3 Wochen nach dem Ende der Anämiekorrektur sollten alle hamatologischen Parameter und Eisenparameter bestimmt werden. Zweimal pro Jahr sollten diese Parameter überprüft werden

protein) und SAA (Serum Amyloid A-protein). Mögliche Nebenwirkungen einer längerdauernden Eisensupplementierung, die zu Ferritinwerten >300 ng/ml führt, sind erhöhtes Infektrisiko, erhöhtes Karzinomrisiko und erhöhtes kardiovaskuläres Risiko [97, 125, 127].

Es ist daher anzustreben, im Rahmen der Eisensubstitution unter der Therapie von rhEPO eine mögliche Eisenüberladung zu vermeiden.

Die verabreichte Erythropoetindosis muss den individuellen Bedürfnissen des Patienten angepasst werden, da der Bedarf bei urämischen Patienten beträchtlich schwanken kann. Der Bedarf ist aber bei ausreichend verfügbaren Eisenvorräten deutlich niedriger als früher angenommen. Es gelingt, bei der optimierten intravenösen Eisentherapie von Dialysepatienten die Erythropoetindosis einzusparen. So berichtet Hörl über eine Reduktion

Therapie der Anämien

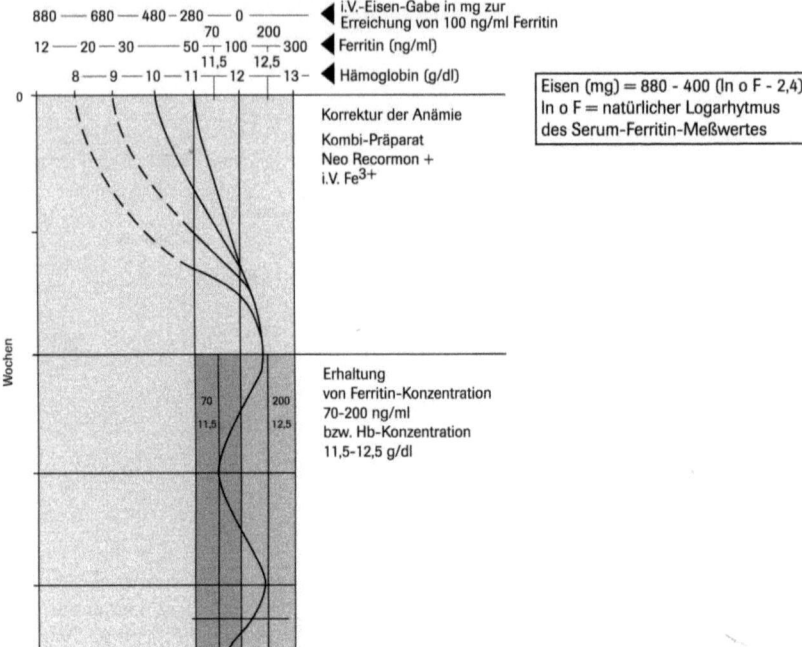

Abb. 34. Cook's Formel für die renalen Anämien. Wieviel Eisen/rhEPO sollte pro Dialyse gegeben werden, um die Zielwerte von 100 ng/ml Ferritin und 12 g/l Hämoglobin zu erreichen? [Cook JD et al (1986) Blood 687: 726–731; Mercuriali F et al (1994) Transfusion 34: 501–506]

der EPO-Dosis von 220 auf 60 IU/kg/Woche und Schäfer von 140 auf 70 IU/kg/Woche [57].

Die oft diskutierte Frage, ob die Applikationsform des Erythropoetins eine Rolle in der Dosierung spielt, ist wohl so zu beantworten, dass unter parenteraler Eisentherapie kein großer Unterschied des Erythropoetinbedarfs zwischen intravenöser und subkutaner Applikationsweise besteht. Derartige Untersuchungen werden von Sunder-Plassmann und Hörl berichtet [57].

Cook und Mitarbeiter [21] sowie Mercuriali und Mitarbeiter [93] haben ein Therapie-Schema ausgearbeitet, nach dem bei

Therapie der Eisenverwertungsstörungen 133

einem Zielwert von 100 ng/ml Serum-Ferritin und einer Transferrinsättigung von ca. 20 % eine adäquate Eisenversorgung von Hämodialysepatienten unter Therapie mit rhEPO ohne Gefahr einer Eisenüberladung durchgeführt werden kann.
Die Parameter dieser Empfehlungen sind in Abb. 34 zusammengefasst:

$$\text{Eisen (mg)} = 880\text{–}400 \times (\ln \text{oF} - 2{,}4)$$
$$\text{oF} = \text{gemessenes Serum-Ferritin}$$

Wieviel Eisen muss substituiert werden, um den Zielwert von 100 ng/ml Ferritin zu erreichen?
Um bei rhEPO-Gabe in Kombination mit i.v. Fe^{3+}-Injektion eine optimale Betreuung der Patienten zu gewährleisten, sind in regelmäßigen Abständen Parameter des Eisenhaushaltes zu bestimmen, die in Abb. 34 aufgelistet sind.

Nicht-eisenbedingte Störungen der Erythropoese

Therapie des Vitamin B_{12}-Mangels

Die häufigste Ursache des B_{12}-Defizits ist ein Mangel an Intrinsic-Faktor, wie er bei der perniziösen Anämie oder nach totaler Gastrektomie beobachtet wird. Auch eine verminderte Resorption im Ileum nach ausgedehnten chirurgischen Resektionen oder bei Morbus Crohn kommen als Ursache in Frage.

Alle anderen Ursachen haben wenig praktische Relevanz. Es ist daher notwendig, Vitamin B_{12} parenteral zuzuführen. Wegen der neurologischen und neuropsychiatrischen Krankheitsbilder, welche auch ohne Blutbildveränderungen auftreten können und die nur dann mit Sicherheit reversibel sind, wenn sie weniger als 6 Monate bestanden haben, hat sich ein eher initial hochdosiertes Therapieschema durchgesetzt.

Es handelt sich um ein Stufenschema, wobei in der ersten Therapiewoche täglich 200 µg B_{12} i.m. appliziert werden, daran schließt eine Therapie von wöchentlich 1 × i.m. Injektion über

1 Monat und sodann eine monatliche Gabe von 200 µg für den Rest des Lebens an.

Die sogenannte perniziöse Anämie ist eine lebenslange Erkrankung und eine Unterbrechung der monatlichen Therapie ruft ein erneutes Vitamindefizit hervor. Üblicherweise reagieren die Patienten nach Vitamin B_{12}-Gabe mit einer sofortigen Verbesserung ihres klinischen Zustandsbildes. Zwischen dem 5. und 7. Tag kann bei Vorliegen genügender Eisenvorräte die sogenannte Retikulozytenkrise beobachtet werden und innerhalb von 2 Monaten hat sich das periphere Blutbild normalisiert. Auch die Symptome des Zentralnervensystems und ihre neurologischen Manifestationen bilden sich zurück.

Therapie des Folsäure-Mangels

Beweisend für die Diagnose eines Folsäuredefizits sind erniedrigte Folsäurespiegel im Serum oder in den Erythrozyten.

Die Behandlung des Folsäuredefizits besteht in der oralen Substitution von täglich 1 mg Folsäure. Die Reaktion auf die Substitution ist ähnlich wie beim B_{12}-Mangel, innerhalb von 5–7 Tagen kommt es zum Anstieg der Retikulozyten und das Blutbild normalisiert sich innerhalb von 2–3 Monaten.

Da die Hauptursache für ein Folsäuredefizit eine unzureichende Zufuhr in der Nahrung ist (Alkoholiker, einseitige Diäten, Medikamente) sollte beim Fehlen dieser anamnestischen Hinweise auch ein B_{12}-Defizit ausgeschlossen werden.

Beeinflussung der Erythropoese bei anderen Erkrankungen

Erythropoetin wird auch bei Eisenverwertungs- und Verteilungsstörungen, chronischen Erkrankungen sowie zur Förderung der Erythropoese bei Eigenblutvorbereitungen für geplante Großoperationen (vorwiegend im Bereich der orthopädischen Chirurgie) erfolgreich eingesetzt.

In der Zwischenzeit hat auch die Erythropoetintherapie zur Behandlung chronischer Anämien anderer Genese Eingang gefunden, auch bei Aids [53] wird es verwendet.

Bemerkenswert sind Veränderungen im Fettstoffwechsel. Unter Erythropoetin-Behandlung wird ein signifikanter Abfall des Serum-Cholesterols beobachtet [77].

Bestimmungsmethoden

Die Bestimmungsmethoden für das Blutbild, den Eisenstoffwechsel und die Entzündungsdiagnostik sind nur im Prinzip dargestellt. Angeführte Literatur ermöglicht, sich weiterführend und genauer zu informieren. Die empfohlenen Referenzbereiche haben keine Allgemeingültigkeit, sondern gelten nur für die jeweils in der aufgeführten Literatur beschriebenen Methoden.

Die Erarbeitung neuer und die Verbesserung bekannter Methoden, der hohe Qualitätsstandard und die zunehmende nationale und internationale Standardisierung haben zu einer Erhöhung der diagnostischen Sensitivität und Spezifität der labordiagnostischen Untersuchungen geführt.

Das Blutbild

Im Mittelpunkt hämatologischer Labordiagnostik steht das Blutbild. Moderne, vollautomatisch arbeitende Hämatologie-Analyzer führen die komplette Blutzellzählung des sogenannten kleinen (roten) bzw. großen (roten und weißen) Blutbildes durch. Die Zellzählung erfolgt aus EDTA-Venenblut. Folgende Messgrößen werden bestimmt bzw. aus anderen Messgrößen berechnet:

- Hämoglobin (Hb)
- Hämatokrit (Hkt)
- Erythrozytenzahl (Red Blood Cell Count; RBC)
- mittleres Zellvolumen der Erythrozyten (Mean Cell Volume; MCV)

Das Blutbild 137

Tabelle 33. Häufige Hämatologie-Bestimmungen

Blutbild (CBC)	Differential-Blutbild
Information über Zahl und Typ der Blutzellen	3-Gruppen-Differential-Blutbild
Leukozytenzahl (WBC)	⌐ Lymphozyten ⊢ Monozyten ⌐ Granulozyten
Erythrozytenzahl (RBC) Thrombozytenzahl (PLT)	5-Gruppen-Differential-Blutbild Lymphozyten Monozyten ⌐ Neutrophile ⊢ Basophile ⌐ Eosinophile
Hämoglobin-Konzentration als diagnostischer Parameter	Hämoglobin (Hb)
Verhältnis des Volumens der roten Blutzellen zum Volumen des Gesamtblutes	Hämatokrit (Hkt) (oder packed cell vollume, PVC)
Erythrozyten-Indizes zur Bestimmung der Größe und des Hämoglobingehalts der Erythrozyten unter Verwendung von Hb, RBC und Hkt.	Mittleres Zellvolumen der Erythrozyten (MCV) Mittleres Zelluläres Hämoglobin (MCH) Mittlere Zellulare Hämoglobinkonzentration (MCHC)

CBC Complete Blood Count; *WBC* White Blood Cell Count; *PLZ* Platelet Count; *RBC* Red Blood Cell Count; *MCV* Mean Cell Volume; *MCH* Mean Cell Hb; *MCHC* Mean Cell Hb-Concentration; *PVC* Packed Cell Volume

- mittlerer zellulärer Hämoglobingehalt der Erythrozyten (Mean Cell Hemoglobin; MCH)
- mittlere zelluläre Hämoglobinkonzentration der Erythrozyten (Mean Cell Hemoglobin Concentration; MCHC)
- Erythrozytenverteilungsbreite (Red Cell Distribution Width; RDW)
- Leukozytenzahl (White Blood Cell Count; WBC)

- differenzierte Leukozytenzählung (DCL) (Zahl der Lymphozyten, Monozyten, Neutrophilen, Basophilen und Eosinophilen)
- Thrombozytenzahl (Platelet Count; PLT)
- mittleres Plättchenvolumen (Mean Platelet Volume; MPV)

Retikulozyten, Retikulozytenanzahl und Reifungsindices sind neue Parameter auf Hämatologie-Automaten.

Im Folgenden werden die Messgrößen des kleinen (roten) Blutbildes beschrieben:

Das kleine Blutbild

Die Anforderung der Analytik der 8 Parameter des kleinen Blutbildes (WBC, RBC, Hb, Hkt, MCV, MCH, MCHC, PLT) stellt die messtechnische Grundlage für die gebräuchlichen Hämatologiesysteme dar. Die Vielzahl der heute angebotenen Hämatologiesysteme unterscheiden sich:

- im Automatisierungsgrad. Man unterscheidet teilmechanisierte Geräte, Automaten und Vollautomaten. Dadurch wird auch die Art der Probenvorbereitung bzw. der Probenzuführung festgelegt.
- in der Anzahl der analysierten Parameter.

Automatisierte Zellzählung

Die automatisierte Zellzählung mit einem nach dem Widerstands- oder dem optischen Messprinzip arbeitenden Hämatologiesystem ist heute in vielen hämatologischen Laboratorien Routine geworden. Das Widerstandsmessprinzip ist die Basis der meisten eingesetzten Hämatologiesysteme. Für die Bestimmung des Differentialblutbildes ist ein Trend in Richtung optisches Messprinzip (Fluorescence Flow Cytometry) in den letzten Jahren zu beobachten.

Das Widerstandsmessprinzip

EDTA Blut wird definiert mit einer Elektrolytlösung verdünnt und in eine Messwandlerkammer gebracht, die über eine Kapillare mit einer weiteren Elektrolytlösung in Verbindung steht. Durch diese Kapillare (50–100 μm) fließt ein Gleichstrom konstanter Stärke. Die Zellsuspension wird mit Hilfe eines Vakuums durch die Messöffnung gesaugt. Tritt eine Zelle durch die Kapillare, so wirkt sie als Isolator und der Widerstand erhöht sich. Mit Hilfe des Ohm'schen Gesetzes kann ein volumenproportionaler Impuls abgeleitet werden. Das Zählvolumen wird bei dem Absolutmessprinzip (Zellzahl/Volumen) mit Hilfe von Manometern festgelegt. Eine weitere Methode ist die Relativmessung, hier wird die Zellzahl pro Zeiteinheit bestimmt. Danach ist es notwendig mit Hilfe einer Kalibrierlösung die Zählrate in Zellzahl/Volumen umzuwandeln (Abb. 36).

Das dargestellte Messprinzip zur Partikelzählung mittels eines absolut messenden Systems, ermöglicht die Zählung der Erythrozyten, Leukozyten und Thrombozyten (Abb. 37). Hierbei ist zu beachten, dass diese drei Parameter aufgrund der

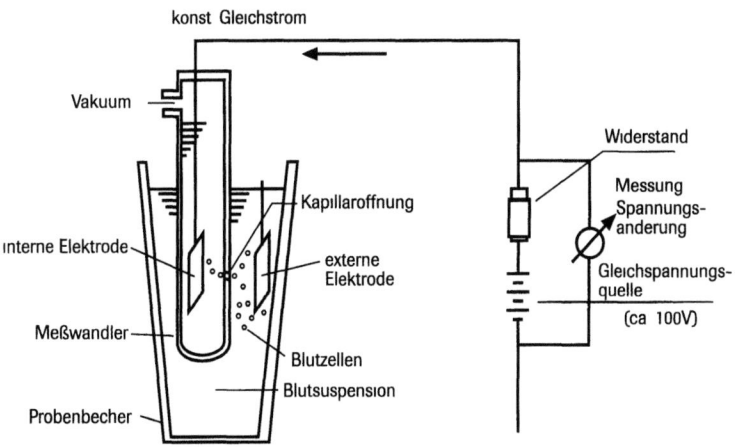

Abb. 35. Widerstandsmessprinzip

Konzentrationsunterschiede aus zwei unterschiedlichen Verdünnungen gezählt werden müssen (Abb. 38). In einer ersten Verdünnung werden die Leukozyten analysiert, nachdem die Erythrozyten durch ein Lysemittel zerstört wurden. In einer zweiten, höheren Verdünnung werden die Erythrozyten und Thrombozyten gezählt. Erythrozyten und Thrombozyten können aufgrund ihrer Zellgröße mit einer Impuls-Schwelle voneinander getrennt werden. Viele Systeme arbeiten mit variablen Schwellen, d. h. für jede gemessene Blutprobe wird die ideale Diskriminatorposition bestimmt. Damit wird vermieden, dass Teile einer Zellpopulation abgeschnitten werden und somit nicht in das Zählergebnis eingehen.

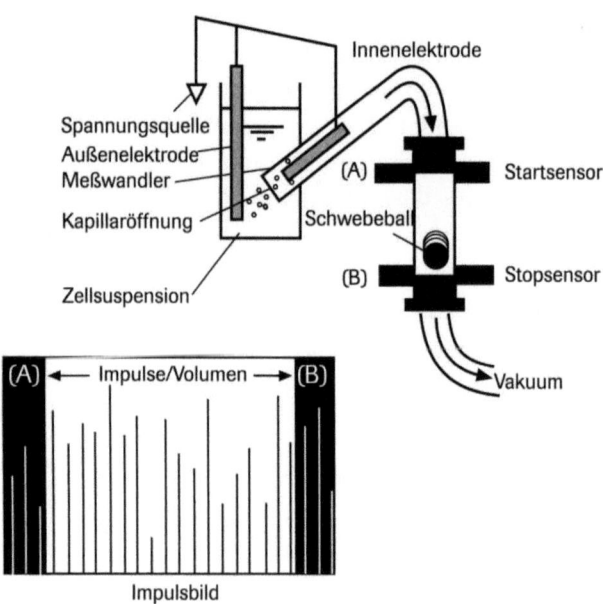

Abb. 36. Widerstandsmessprinzip (Absolutzählung) mit Impulsbild, das sich durch das absolut messende System ergibt; Impulszählung pro Volumeneinheit

Das Blutbild 141

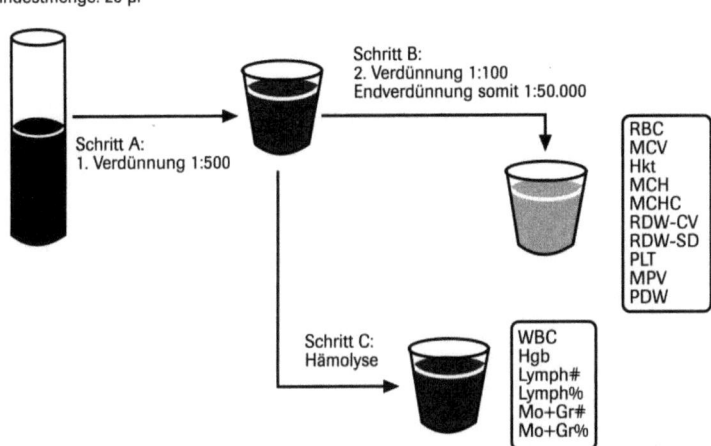

Abb. 37. Probenvorbereitung für einen Halbautomaten

Durchflusszytometrie (Flowzytometrie)

Bei der Flowzytometrie handelt es sich um ein Messverfahren zur Beurteilung von Partikeln in wässriger Suspension. Gemessen werden vorwiegend Einzelzellen aus Blut und anderen Körperflüssigkeiten und Zellkerne [124].

Die Zellen werden in einem Flüssigkeitsstrom durch eine spezielle Anordnung (hydrodynamische Fokussierung) wie in einer Perlenkette aufgereiht und zu einem Kreuzungspunkt mit einem Lichtstrahl transportiert.

Das entstehende Streulicht wird bei verschiedenen Raumwinkeln gemessen und somit unterschiedliche Eigenschaften der Zellen bzw. Partikel wiedergegeben. Die Streulichteigenschaften sind stark abhängig von der Wellenlänge des Lichtes und der Partikelgröße. So kann z. B. im Engwinkel zum Laserstrahl (forward scatter) die Zellgröße und im rechten Winkel (orthogonal oder side scatter) die Zellgranularität bestimmt werden.

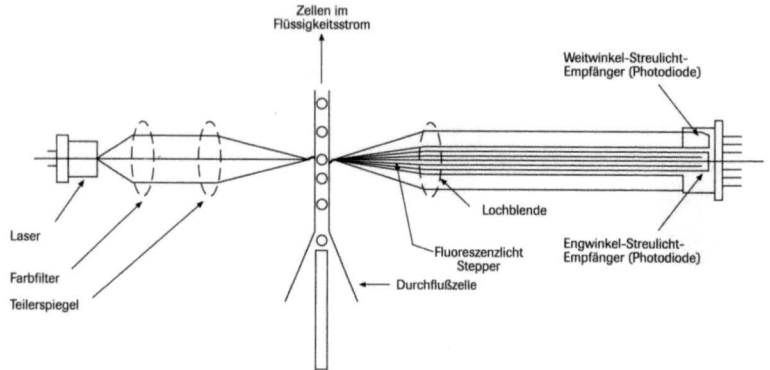

Abb. 38. Durchflusszytometer, schematische Darstellung

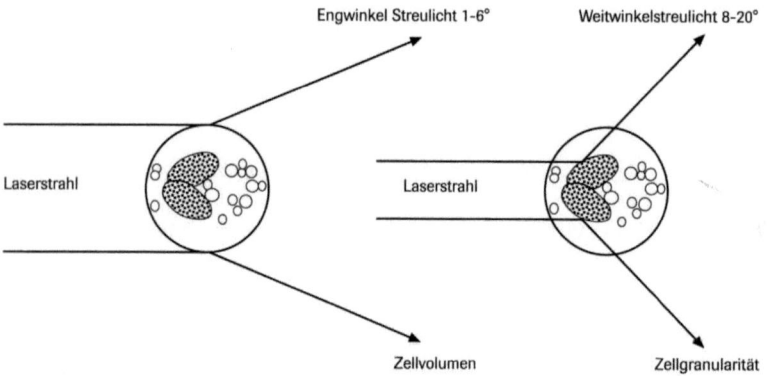

Abb. 39. Messung des Streulichts im Engwinkel und Weitwinkel

Auch kann die Fluoreszenz von Zellen oder Partikeln gemessen werden. Dazu werden diese zuvor entweder direkt mit Fluorochromen angefärbt oder mit Fluoreszenz markierten Antikörpern beladen. Die Messung wird zumeist mit einem blaugrün leuchtenden Argonlaser (488 nm) und/oder einem rot strahlenden Helium-Neon-Laser (633 nm) angeregt. Die verwendeten Fluorochrome besitzen hier ihr Absorptionsmaximum. Entsprechend den Anwendungen bzw. der Färbetechnik handelt es sich

Das Blutbild 143

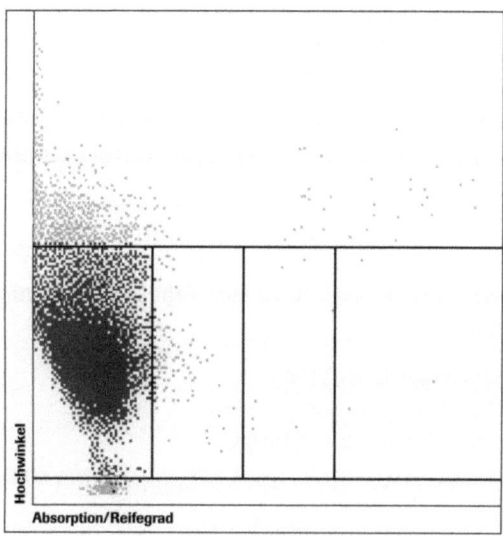

Abb. 40. Retikulozyten-Analytik

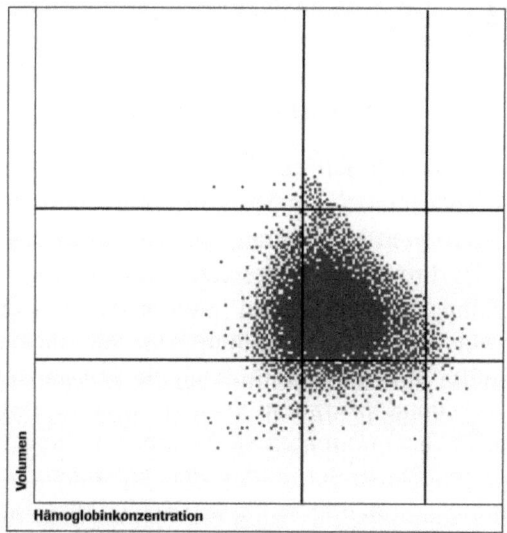

Abb. 41. Erythrozyten-Analytik. Hb-Gehalt der Erythrozyten ist gegen ihr Volumen aufgetragen

um Protein-Fluorochrom-Konjugate wie z. B. fluoreszenzmarkierte Antiköper oder affinitätsgebundene Farbstoffe wie z. B. Thiazolorange für die RNA-Färbung der Retikulozyten. Zumeist werden 5–6 Parameter gleichzeitig gemessen, z. B. Zellgröße, -granularität und verschiedenfarbige Fluoreszenzen.

Hämoglobin (Hb)

Die Hämoglobine im Blut umfassen eine Gruppe von Hämoglobinderivaten, und zwar:

- Desoxyhämoglobin (HHb),
- Oxyhämoglobin (O_2Hb),
- Carboxyhämoglobin (COHb),
- Hämiglobin (Hi), auch als Methämoglobin (met Hb) bezeichnet.

Diese Hämoglobinderivate, die zellgebunden vorliegen, werden im Vollblut bestimmt. Die Bestimmung von aus den Erythrozyten freigesetztem Hämoglobin, dem freien Hb, erfolgt dagegen im Plasma.

Hämoglobin-Messung

Integraler Bestandteil der heutigen Hämatologiesysteme ist die photometrische Hämoglobin-Messung. Hierzu wird entweder ein Teil der Leukozyten-Verdünnung genutzt, wobei das durch die Lyse der Erythrozyten freigesetzte Hämoglobin zu Zyanmethämoglobin umgesetzt und photometrisch nachgewiesen wird oder eine separate Verdünnung wird mit einem speziellen Hämolysemittel zur Hämoglobin-Analytik verwendet. Diese Hämoglobin-Verdünnung birgt die Vorteile, dass das Lysemittel für diesen Arbeitsschritt optimiert ist. Es muss also keine Rücksicht auf die Empfindlichkeit der Leukozyten genommen werden und das Verdünnungsverhältnis kann der Hämoglobin-Bestimmung angepasst werden. Ein solcher separater Hämoglobin-Kanal mit separatem Hämoglobin-Lysemittel unterliegt weniger Störein-

Das Blutbild 145

flüssen durch hohe Leukozyten-Konzentrationen als die Hämoglobin-Photometrie, die sich aus der WBC-Zählung ableitet. Bisher wurde in vielen Hämatologiesystemen zur Hämoglobin-Bestimmung eine modifizierte Zyanmethämoglobin-Methode eingesetzt. Diese hat den Nachteil, dass giftiges Zyanid in den Lösungen enthalten und bei der Abfallentsorgung als Problemstoff zu handhaben ist. Mit der Markteinführung eines zyanidfreien Hämoglobin-Reagenz ist es gelungen, diese Problematik weitgehend zu entschärfen. Als aktiver Bestandteil wird in diesem Reagenz Natrium-Lauryl-Sulfat verwendet.

Prinzip der Hämiglobincyanid-Methode

In Lösung werden Fe^{2+} des Hämoglobins zu Fe^{3+} oxidiert durch Kaliumferricyanid [$K_3Fe(CN)_6$]. Es bildet sich Hemiglobin (Hi), das mit Cyanidionen (CN^-), die von Kaliumcyanid in der Lösung bereitgestellt werden, sich zu HiCN generiert. Die Absorption von HiCN wird bei 540 nm gemessen. Die Hämiglobincyanid-Methode ist Referenzmethode [132].

$Hb(Fe^{2+}) \xrightarrow{K_3Fe\,(CN_6)}$ Methämoglobin (Fe^{3+}) $\xrightarrow{KCN}$ Cyanmethämoglobin (HiCN)

Referenzbereich (WHO-Kriterien):

Erwachsene:	♀	12,3–15,3 g/dl	7,6–9,5 mmol/l
	♂	14,0–17,5 g/dl	8,7–10,9 mmol/l

Nach den WHO-Kriterien spricht eine Hb-Konzentration < 12 g/dl bei der Frau und < 13 g/dl beim Mann für eine Anämie. Danach haben 10–22 % der Frauen und 6–30 % der Männer älter als 65 Jahre eine Anämie.

Hämatokrit (Hkt)

Der Hämatokrit bzw. das Zellpackungsvolumen (packed cell volume; PCV) ist das Maß des Verhältnisses des Volumens der roten Blutzellen zum Volumen des Gesamtblutes in einer Probe venösen oder kapillaren Blutes. Das Verhältnis wird nach entsprechender Zentrifugation gemessen. Die gängige Laborpraxis ist die Angabe in Prozent:

$$\text{Hkt (\%)} = \frac{V_{\text{Erythrozyten}}}{V_{\text{Gesamtblut}}} \times 100$$

Der Hämatokrit ist ein weiterer wichtiger Parameter in der hämatologischen Analytik. Auch dieser Wert kann heute von vielen Hämatologiesystemen automatisch bestimmt werden. In Abb. 42 ist die kumulative Impulshöhenaddition, die in vielen Hämatologiesystemen Anwendung findet, im Vergleich zum Zentrifugalhämatokrit graphisch dargestellt. Die Zellen, die durch die Messkapillare hindurchtreten, erzeugen Impulse, die

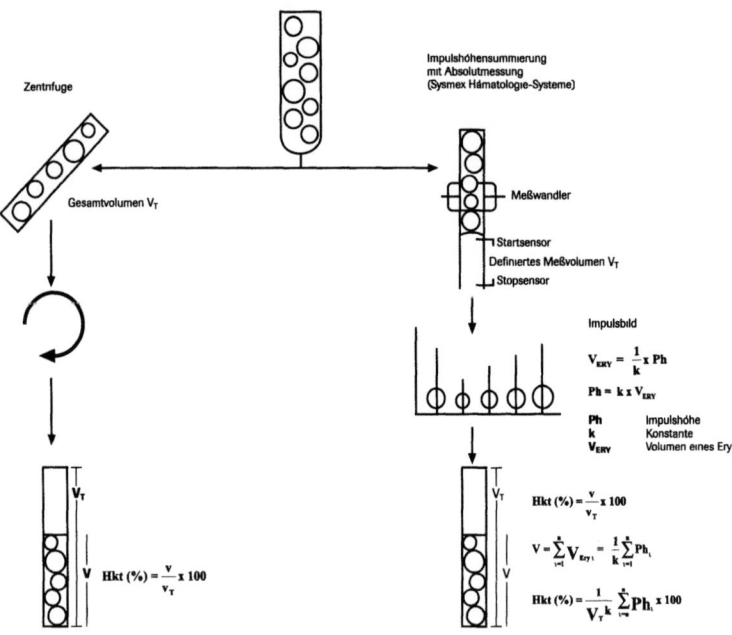

Abb. 42. Hk-Bestimmung mittels kumulativer Impulshöhenaddition im Vergleich zur Zentrifugation.

ihrem Volumen proportional sind. Der Hkt-Wert errechnet sich aus allen Einzelimpulsen, die zwischen oberem und unterem Diskriminator liegen. Das Ergebnis wird mit einem konstanten Faktor multipliziert, mit dem das Verdünnungsverhältnis berücksichtigt wird. Der Hämatokrit stellt den Volumenanteil der Erythrozyten am Gesamtvolumen der Blutprobe dar. Die Ergebnisse der Hämatologie-Analyzer sind auf die Mikrohämatokritmethode abgestimmt.

Mikrohämatokrit-Methode

Empfohlen werden Borsilikatglaskapillaren oder Natronkalkkapillaren von 75 mm Länge und einem Innendurchmesser von 1,15 mm. Die Wanddicke soll 0,2 mm betragen. Folgende Anforderungen sind an die Zentrifugation gestellt:

- Mikrohämatokrit-Zentrifuge mit einem Rotorradius > 8 cm,
- maximale Geschwindigkeit soll innerhalb 30 sec erreicht werden,
- relative Zentrifugalkraft 10.000–15.000 × g an der Peripherie für 5 min, ohne dass die Temperatur von 45°C überschritten wird.

Der Hämatokrit wird folgendermaßen berechnet:

$$Hkt = \frac{\text{Länge der roten Blutzellsäule (mm)}}{\text{Länge der roten Blutzellsäule plus Plasmasäule (mm)}}.$$

Die Mikrohämatokritmethode ist Referenzmethode [132].

Referenzintervalle [51]:

♀	0,35–0,47	35–47 %
♂	0,40–0,52	40–52 %

Erythrozyten

Die Differenzierung der Erythropoese beginnt auf der Ebene der hämatopoetischen Stammzelle (CFU-GEMM). Alle Nachfolgezellen der Erythropoese haben ab diesem Stadium die Fähigkeit verloren, die Erythropoese zu erneuern. Von der hämatopoetischen Stammzelle (CFU-GEMM) erfolgt die Differenzierung in die „burst-forming unit erythroid" (BFU-E). Diesem Stadium folgt „diecolony forming unit erythroid" (CFU-E). Nach verschiedenen Teilungen, die in vivo mehrere Tage dauern, durchlaufen die Zellen eine typische morphologische und funktionelle Differenzierung. Dabei verlieren sie stufenweise ihre proliferative Kapazität.

Der alternde Erythrozyt verliert an Volumen und Deformabilität und seine Dichte nimmt zu. Zellmembranveränderungen führen zu einem Verlust von Kohlenhydraten auf der Zelloberfläche. Der normale Erythrozyt wird nach 100–120 Tagen vom retikulo-endothelialen System durch Phagozytose aus der Blutbahn genommen.

Erythrozytenzahl (RBC)

Die Bestimmung der Erythrozytenzahl ist eine Basisuntersuchung zur Erfassung von Störungen der Erythropoese. Für die weiterführende Beurteilung der Erythrozyten wird die Hämoglobinkonzentration und das mittlere Zellvolumen (MCV) des Erythrozyten bestimmt sowie die Erythrozytenverteilungsbreite (Red Cell Distribution Width = RDW) erstellt.

Aus der Messung von Erythrozytenzahl, Erythrozytenvolumen und Hämoglobinkonzentration werden durch Hämatologie-Analyzer rechnerisch folgende Parameter bestimmt:

- Hämatokrit (Zellpackungsvolumen),
- mittleres zelluläres Hämoglobin (MCH),
- mittlere zelluläre Hämoglobinkonzentrationen (MCHC).

Das Blutbild 149

MCV, MCH und MCHC werden als Erythrozytenindizes bezeichnet und dienen der Beschreibung einer Erythrozytenveränderung und der Differenzierung von Störungen der Erythropoese.

Referenzintervall [51]:

♀	4,1–5,1
♂	4,5–5,9

Angaben in $10^6/\mu l$ oder $10^{12}/l$

Die Erythrozytenzahl ist als Einzelparameter diagnostisch wenig aussagekräftig. Erst in Kombination mit dem Hämatokrit kann bezugnehmend auf die Erythrozytenmasse des Körpers eine Unterscheidung in Erythrozytopenie, Erythrozytose oder normale Erythrozytenzahl erfolgen.

MCV, MCH, MCHC

Aus der Messung von Erythrozytenzahl und Hämoglobinkonzentration werden durch Hämatologie-Analyzer rechnerisch folgende Parameter bestimmt:

- mittleres Zellvolumen (MCV),
- mittleres zelluläres Hämoglobin (MCH),
- mittlere zelluläre Hämoglobinkonzentrationen (MCHC).

MCV, MCH und MCHC werden als Erythrozytenindizes bezeichnet und dienen der Beschreibung einer Erythrozytenveränderung und der Differenzierung von Störungen der Erythropoese.

- MCV = mittleres Zellvolumen. Das MCV wird in femtoliter (fl) ausgedrückt und entweder von den Hämatologie-Analyzern direkt gemessen oder nach folgender Gleichung berechnet:

- MCH = mittlerer zellulärer Hämoglobingehalt des Erythrozyten. Der MCH wird ausgedrückt in pg/Erythrozyt und von den Hämatologie-Analyzern nach folgender Gleichung berechnet:

$$\text{MCH (pg)} = \frac{\text{Hämoglobin (g/l)}}{\text{Erythrozytenzahl } (10^{12}/l)}.$$

- MCHC = mittlere zelluläre Hämoglobinkonzentration. Die MCHC wird in g/dl roter Blutzellen ausgedrückt und wie folgt berechnet:

$$\text{MCHC (g/dl)} = \frac{\text{Hämoglobinkonzentration (g/dl)}}{\text{Hämatokrit}}.$$

Die *Rechenparameter* MCV, MCH, MCHC ergeben sich durch Berechnung aus den Größen Erythrozytenkonzentration, Hämoglobinkonzentration und Hämatokrit [132].
MCV, MCH, MCHC sind bedeutsam für

- die Klassifizierung von Anämien,
- die frühe Erkennung von Prozessen, die eine Anämie verursachen können.

Referenzintervall [51]:

MCV (μm^3)	MCH (pg/Zelle)	MCHC (g/dl)
80–96	28–33	33–36

Die Bestimmung des MCV dient der diagnostisch wichtigen Einteilung in normo-, mikro- und makrozytäre Anämien. Das MCV ist abhängig von der Hydration des Erythrozyten und von der Größenverteilung der Erythrozyten im Plasma.
Das MCH korreliert bei der Mehrzahl der Anämien mit dem MCV.

Tabelle 34. Klassifizierung der Anämien aufgrund von MCV, MCH und MCHC

Erythrozyten-Indizes	Beurteilung
MCV normal MCH normal MCHC normal	Normochrome normozytäre Anämie: – nicht regenerative Anämien, z. B. chronische Erkrankungen der Nieren, endokrine Störungen, Maldigestion, Malabsorption, maligne Tumoren
MCV normal, erhöht MCH erhöht, normal MCHC erhöht, normal	Normozytäre hyperchrome Anämie: – Hämolyse – Sphärozytose (MCHC erhöht)
MCV erhoht MCH normal, erhöht MCHC normal, erniedrigt	– Folat- oder Vitamin B_{12}-Mangelanämie – Leberzirrhose, Alkoholismus – DS
MCV erniedrigt MCH erniedrigt MCHC normal, erniedrigt	– Häufigste Anämieform – ACD – Mangel an Eisen, Kupfer oder Vitamin B_6 – Thalassämie

Die MCHC ist ein Maß für die Hämoglobinkonzentration der zirkulierenden Erythrozytenmasse. Aufgrund des gleichsinnigen Verhaltens von Erythrozytenvolumen und Hämoglobingehalt des Erythrozyten bleibt die MCHC bei vielen Veränderungen des roten Blutbildes konstant (Ausnahme: Formanomalien).

Retikulozyten

Retikulozyten sind eine Übergangsstufe von kernhaltigen Erythroblasten zum kernlosen, reifen Erythrozyten. Der Retikulozyt ist ein sehr junger Erythrozyt, der nach Anfärbung mit Supravitalfarbstoffen präzipitierte Nukleinsäuren enthält. Um als Retikulozyt identifiziert zu werden, muss die Zelle zwei oder mehr Klumpen oder blaugefärbte Granula enthalten, die mikroskopisch ohne Feinfokussierung der Zelle sichtbar sein müssen.

Retikulozytenzahl

Die Bestimmung der Retikulozytenzahl dient der

- Differenzierung der Anämien in hypo-, normo- und hyperregenerative Formen,
- Ermittlung der Knochenmarkaktivität bei normozytärer Anämie, z. B. Verdacht auf intravasale Hämolyse, Blutverlust,
- Kontrolle des Therapieansprechens bei Mangelanämien, z. B. Eisen-, Kupfer-, Vitamin B_6-, Vitamin B_{12}-, Folatmangel,
- Beurteilung der Erythropoese nach Erythropoetin-Therapie.

Die Retikulozytenzahl wird entweder als Promillezahl (Zahl der Retikulozyten / 1000 Erythrozyten) oder als absolute Zellzahl angegeben (Retikulozyten/µl).

Referenzintervalle [132]:

Relativer Anteil	
• Kinder und Erwachsene	5–15 ‰
Absolut (10^3/µl)	
• Erwachsene	30–100

Für die klinisch Bewertung sollte zusätzlich der Retikulozytenproduktionsindex bestimmt werden.

Photometrische Bestimmungsmethoden im Eisenstoffwechsel

Zusätzlich zu der hämatologischen Diagnostik mit Blutbild, Hämoglobin, Erythrozytenzahl, Hämatokrit und den Erythrozyten-Indexwerten MCH (Mean Corpuscular Hemoglobin), MCHC (Mean Corpuscular Hemoglobin Concentration) und MCV (Mean Corpuscular Volume) basiert die Suche nach Störungen des Eisenstoffwechsels auf einer Anzahl von wichtigen klinisch-chemischen Untersuchungsmethoden.

Dem Routinelabor stehen folgende Parameter für die Bestimmung von Eisen und Eisen-Bindungsproteinen zur Verfügung:

- Eisen
- Totale Eisenbindungskapazität (TEBK)
- Latente Eisenbindungskapazität (LEBK)
- Ferritin
- Transferrin (Tf)
- Transferrinsättigung (TfS)
- löslicher Transferrin-Rezeptor (sTfR)
- Haptoglobin
- Coeruloplasmin
- Folsäure
- Vitamin B_{12}
- Epythropoietin (EPO)

Freie Eisen-Ionen kommen im Blut nicht vor. Das sogenannte Plasma- oder Serum-Eisen ist nahezu vollständig an Transferrin gebunden. Seitdem die Transferrin-Bestimmung technisch leicht durchführbar ist, hat sie die Bestimmung der Eisenbin-

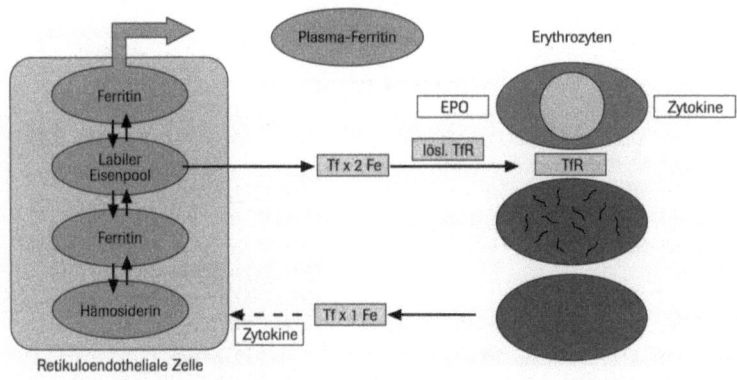

Abb. 43. Eisenstoffwechsel

Tabelle 35. Konzentrationsbereiche der Analyte

Parameter	Referenz-Konzentrationsbereiche		Analytisches Messverfahren
	[µg/dl]	[µmol/l]	
Eisen	40–160	7–29*	Spektrophotometrie
Eisenbindungskapazität (TEBK)	260–500	46–90	Spektrophotometrie
Transferrin	200 000–400 000 (= 2–4 g/l)	25–50**	immunchem. Methode
löslicher Transferrin-Rezeptor	500–3000 (= 0,5–3 mg/l)	6–35 × 10^{-3}***	immunchem. Methode
Ferritin	1–30 (= 10–300 ng/ml)	0,2–7 × 10^{-6}****	immunchem. Methode
Haptoglobin	60 000–270 000 (= 0,6–2,7 g/dl)	7–32*****	immunchem. Methode
Coeruloplasmin	15–60 000 (= 1,5–60 mg/dl)	1,1–4,5+++	immunchem. Methode
Folsäure	0,2–2 (= 2–20 ng/ml)	5–45 × 10^{-3} +	immunchem. Methode
Vitamin B$_{12}$	20–90 × 10^{-3}	150–670 × 10^{-6} ++	immunchem. Methode
Erythropoetin (EPO)	6–25 U/l		immunchem. Methode

*	rel. Atommasse von Eisen:	56 Daltons	
**	rel. Molekülmasse Transferrin:	79 570 Daltons	(Apotransferrin)
***	rel. Molekülmasse von lösl. Transferrin-Rezeptor:	85 000 Daltons	
****	rel. Molekülmasse Ferritin:	440 000 Daltons	
*****	rel. Molekülmasse Haptoglobin:	100 000 Daltons	Typ: Hp 1-1
		200 000 Daltons	Hp 2-1
		400 000 Daltons	Hp 2-2
	rel. Molekülmasse Coeruloplasmin	132 000 Daltons	
+	rel. Molekülmasse Folsäure:	445 Daltons	
++	rel. Molekülmasse Vitamin B$_{12}$:	1 355 Daltons	
+++	rel. Molekülmasse Erythropoetin:	30 400 Daltons	

dungskapazität verdrängt. Ferritin ist das Depot-Protein, das nicht nur intrazellular, sondern auch – in sehr geringer Konzentration – im Blut vorkommt.

Bestimmung von Eisen

Neben den weitaus am häufigsten verwendeten colorimetrischen Methoden sind als spezielle Techniken die Atomabsorptionsspektrophotometrie (AAS) und die potentiostatische Coulometrie zu nennen. Mehr als 90 % aller Eisenbestimmungen werden im klinisch-chemischen Labor colorimetrisch – meist mit Routineanalysatoren – durchgeführt.

Alle zur Bestimmung des Eisens entwickelten colorimetrischen Methoden haben folgende Schritte gemeinsam:

- *Freisetzen* der Fe^{3+}-Ionen aus dem Transferrinkomplex mittels Säuren oder Detergens.

Einige Methoden kombinieren die Abspaltung von Fe-Ionen durch Säure mit einer Enteiweißung nach Zusatz von Trichloressigsäure oder Chloroform. Bei Verwendung eines geeigneten Detergens (z. B. Guanidiniumchlorid) in schwach saurem Milieu (pH 5) ist eine Enteiweißung überflüssig. Die Fe^{3+}-Freisetzung mit Detergens ohne Enteiweißung hat die Vorteile, dass keine Trübungen durch unvollständige Enteiweißung auftreten, dass die Fe^{3+}-Abspaltung aus dem Transferrin vollständig ist und dass hämoglobingebundene Fe^{2+}-Ionen nicht freigesetzt werden.

- *Reduktion* von Fe^{3+}-Ionen zu Fe^{2+}-Ionen

Um die Farbreaktion mit einem geeigneten Chromophor durchführen zu können, müssen die Fe^{3+}-Ionen reduziert werden. Als Reduktionsmittel besonders bewährt hat sich Ascorbat, verwendet werden noch Hydrochinon, Thioglycolat, Hydroxylamin.

- *Reaktion* der Fe^{2+}-Ionen zu einem Farbkomplex

Als Komplexbildner werden heute ausschließlich Bathophenanthrolin und Ferro Zine (Warenzeichen der Firma Hach Chemical

Co., Ames, Iowa/USA) verwendet. Ferro Zine hat einen höheren Extinktionskoeffizienten und eine bessere Löslichkeit verglichen mit Bathophenanthrolin. Mit Ferro Zine werden etwas höhere Eisenwerte gemessen.

Methoden

Es gibt bisher keine Referenzmethode für die Bestimmung von Serum/Plasma-Eisen. Doch wurden sowohl vom International Committee for Standardization in Hematology (ICSH) [60, 61] als auch in jüngster Zeit von Centers of Disease Control (CDC) Referenzmethoden vorgeschlagen.

Die 1972 von ICSH empfohlene Methode verwendet zur Freisetzung der Fe^{3+}-Ionen 2 mol/l Salzsäure und zur Reduktion Thioglykolsäure. Komplexbildner ist Bathophenanthrolindisulfonat.

Tabelle 36. Historischer Überblick

Jahr	Meilenstein
1958	Bathophenanthrolihn-Methode ohne Enteiweißung (Sanford und Ramsay)
1972	Bathophenanthrolin-Methode (Empfehlung durch ICSH)
1990	Ferro Zine-Methode mit Enteiweißung (empfohlen durch CDC)
1998	Ferro Zine-Reagenz *ohne* Enteiweißung

Tabelle 37. Eisenfraktionen

Fraktionen	Eisen-Konzentration im Serum
*Drei*wertiges Eisen in Transferrin	ca. 50–150 µg/dl Fe^{3+}
*Zwei*wertiges Eisen im Hämoglobin	5–10 µg/dl Fe^{2+}
*Drei*wertiges Eisen im Ferritin	0,2–10 µg/dl Fe^{3+}
Komplex-gebundenes Eisen	< 0,5 µg/dl Fe^{2+}/Fe^{3+}
Eisen-Ionen durch Kontamination	≪ 0,5 µg/dl Fe^{3+}/Fe^{2+}

Der Vorschlag vom CDC ist eine Methode mit Enteiweißung mittels Trichloressigsäure, Reduktion erfolgt durch Ascorbinsäure. Der Komplexbildner ist Ferro Zine. Bei einer modifizierten Ferro Zine-Methode ohne Enteiweißung wird die Reaktion direkt in der Küvette gemessen. Der gebildete Ferro Zine-Eisen-Komplex kann mit gängigen Routineanalysatoren im Wellenlängenbereich 530–560 nm bestimmt werden.

Probenmaterial

Jede Serum-Probe enthält die fünf in Tabelle 37 aufgeführten Eisenfraktionen.
Der Eisenspiegel folgt einem ausgeprägten circadianen Rhythmus. Außerdem ist die Tag-zu-Tag-Schwankung nicht zu vernachlässigen. Serum-Eisen ist proteingebunden. Die Entnahmebedingungen müssen daher hinsichtlich Zeitpunkt, Körperlage und Venenstauung standardisiert sein.

Eisen ist im Serum in vergleichbar niedriger Konzentration wie Kupfer und Zink enthalten und zählt zu den Spurenelementen. Bei der Probennahme und der Probenvorbereitung sind deshalb Kontaminationen zu vermeiden.

Als Probenmaterial sind Serum oder Heparinplasma geeignet, EDTA-Plasma kann zu Interferenzen führen, Hämolyse stört. Im Serum, gelagert bei +4°C, wird über mehrere Wochen keine messbare Änderung der Eisenkonzentration gefunden.

Referenzintervall Serum/Plasma-Eisen

Serum/Plasma-Eisen-Konzentration bei gesunden Personen	40–160 [µg/dl]	7–29 [µmol/l]

Anmerkungen:
Die in der Literatur aufgeführten Referenzintervalle für Eisen unterschieden sich z. T. erheblich. Dies ist auf verschiedene Ursachen zurückzuführen.

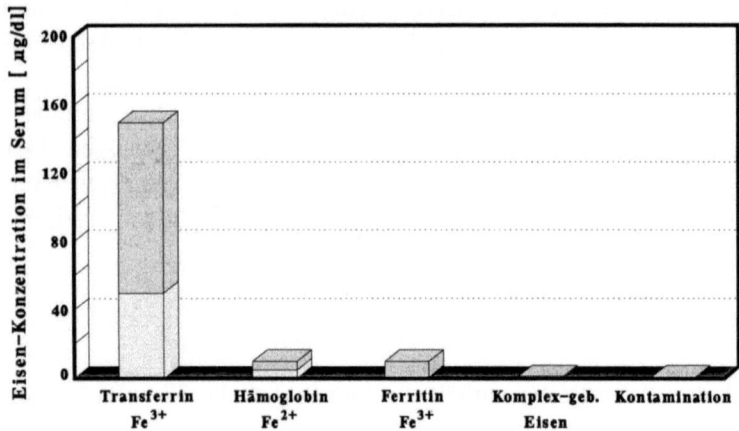

Abb. 44. Prozentuale Verteilung des Plasma-Eisens

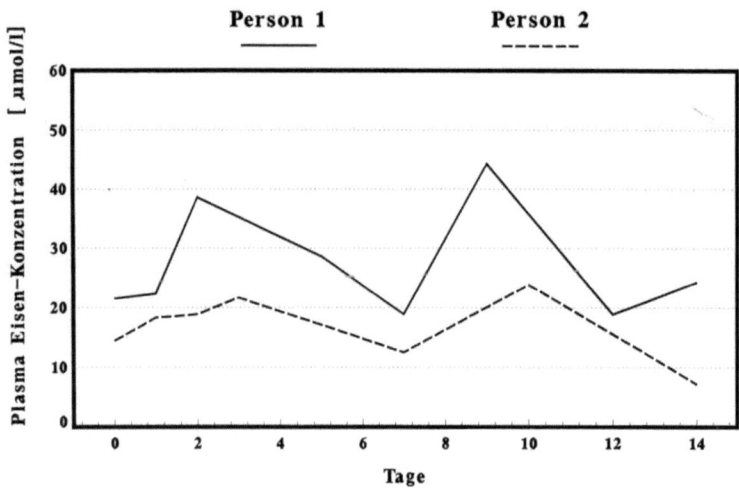

Abb. 45. Tagesschwankungen der Plasma-Eisen-Konzentration

Photometrische Bestimmungsmethoden im Eisenstoffwechsel

Das Referenzintervall zeigt keine Normalverteilung.
- Bei Männern werden ca. 15–20 % höhere Eisenwerte gefunden als bei Frauen.
- Bei Neugeborenen sind die Werte hoch, fallen dann vom 2. bis zum 3. Lebensjahr ab.
- Der Plasma-Eisenspiegel folgt einem ausgeprägten circadianen Rhythmus. Die Unterschiede zwischen Morgen und Abend können bis zu 50 mg/dl betragen. Außerdem ist die Tag-zu-Tag- und die Woche-zu-Woche-Schwankung beim gleichen Individuum sehr ausgeprägt (Abb. 45).

Bestimmung der Eisen-Sättigung = totale Eisenbindungskapazität (TEBK) und Ermittlung der latenten Eisenbindungskapazität (LEBK)

Die Methoden sind heute weitgehend durch die Transferrinbestimmung und die Transferrinsättigung ersetzt.

Bevor die Transferrinbestimmung technisch leicht durchgeführt werden konnte, wurden TEBK und LEBK bestimmt.

Als TEBK wird die Eisenmenge bezeichnet, die von Transferrin in einem definierten Serumvolumen gebunden werden kann.

Als LEBK wird die Eisenmenge bezeichnet, die nach Abzug der aktuellen Eisenmenge von TEBK erhalten wird. Sie repräsentiert das Transferrin, das nicht mit Eisen beladen ist.

Es besteht folgender Zusammenhang:

TEBK = LEBK + Plasma-Eisen

TEBK wurde im Routinelabor nach der Methode von Ramsay bestimmt und ist parallel zur Eisenbestimmung durchgeführt worden:

Zur Absättigung des Transferrins wird dem Serum ein Überschuss Fe^{3+}-Ionen zugesetzt. Die ungebundenen Fe^{3+}-Ionen werden anschließend mit basischem Magnesiumhydroxidcarbonat ausgefällt. Im klaren Überstand wird nach dem Zentrifugieren Eisen bestimmt.

Bestimmung der Eisenbindungsproteine im Serum/Plasma: Immunologisch-analytische Messverfahren

Die modernen Ferritin- und Transferrinmethoden beruhen auf einer immunologisch-analytischen Bestimmung. Das Prinzip ist noch relativ neu, aber von schnell zunehmender Bedeutung und soll deshalb kurz vorgestellt werden [82].

Immunologisch-analytische Messverfahren

Alle Messmethoden für Plasma-Proteine, wie Ferritin und Transferrin, arbeiten nach dem immunologischen Grundprinzip der Antigen(AG)-Antikörper(AK)-Reaktion. In deren Verlauf entsteht nach Zugabe eines geeigneten Antiserums ein Immunkomplex aus Antigen (dem zu bestimmenden Protein) und Antikörper:

$$AG + AK = AGAK$$
$$AG = Antigen, AK = Antikörper$$

Bei den immunologischen Verfahren werden Antikörper als Reagens benutzt, um den Analyten zu bestimmen. Die verwendeten Antikörper müssen sowohl eine hohe Antigen-Spezifität als auch eine hohe Antigen-Affinität besitzen.

Man unterscheidet polyklonale Antikörper, die ein Gemisch aus unterschiedlichen Zell-Linien sind, und monoklonale Antikörper, die einer einzigen Zell-Linie entstammen. Letztere werden nach dem von Köhler und Milstein [75] publizierten Verfahren hergestellt und sind in der Spezifität und im Bindungsverhalten zum Antigen gleich.

Der primär gebildete AGAK-Komplex kann bei sehr geringen AG- Konzentrationen nicht unmittelbar beobachtet werden. In diesem Fall müssen entweder AG oder AK durch einen Marker gekennzeichnet werden, der eine Messung möglich macht. Ein solcher Marker kann z. B. ein Enzym, ein radioaktives Isotop oder ein fluoreszierender Farbstoff sein. Diese indirekt messenden Methoden sind besonders geeignet für Messungen von sehr niedrigen Antigen-Konzentrationen, wie z. B. Ferritin.

Bei höheren AG-Konzentrationen kann sich der primären Reaktion zwischen AG und AK eine Agglutination oder Präzipitation als sekundäre Reaktion anschließen. Diese sind messtechnisch direkt zugänglich und in vielen Fällen visuell wahrnehmbar. Die direkt messenden Methoden sind besonders geeignet für Messungen von höheren Antigen-Konzentrationen, wie z. B. Transferrin.

Die in der Laborroutine eingesetzten immunchemischen Verfahren zur Analyt-Bestimmung können in indirekt messende Verfahren mit Marker und direkt messende Verfahren unterteilt werden [131].

Die Verwendung von Markern hat das Ziel, die primäre Immunreaktion gängigen instrumentellen Analysetechniken zugänglich zu machen.

Berson und Yalow führten 1958 bereits den Radioimmunoassay ein. Da die Anwendung von radioaktiven Verbindungen Nachteile hat, ergaben sich als logische Weiterentwicklungen der Enzymimmunoassay, der Fluoreszenzimmunoassay und der Lumineszenzimmunoassay.

Die quantitative Auswertung aller direkt messenden immunchemischen Analyseverfahren beruht auf der Kurve nach Heidelberger und Kendall [50]. Sie beschreibt den Zusammenhang zwischen Antigenkonzentration und Präzipitatmenge bei konstanter Antikörpermenge. Die Präzipitatmenge wird gemessen (Abb. 46).

Bei den direkt messenden Verfahren muss vor allem auf das Verhältnis Antigen- zu Antikörperkonzentration geachtet werden, da es die Präzipitatbildung direkt beeinflusst.

Tabelle 38. Indirekte Messung der primären Immunreaktion mit einem Marker

	Assay
Enzym	Enzymimmunoassay (EIA)
Radioaktives Isotop	Radioimmunoassay (RIA)
Fluoreszierender Farbstoff	Fluoreszenzimmunoassay (FIA)
Luminogene Substanzen	Lumineszenzimmunoassay (LIA)

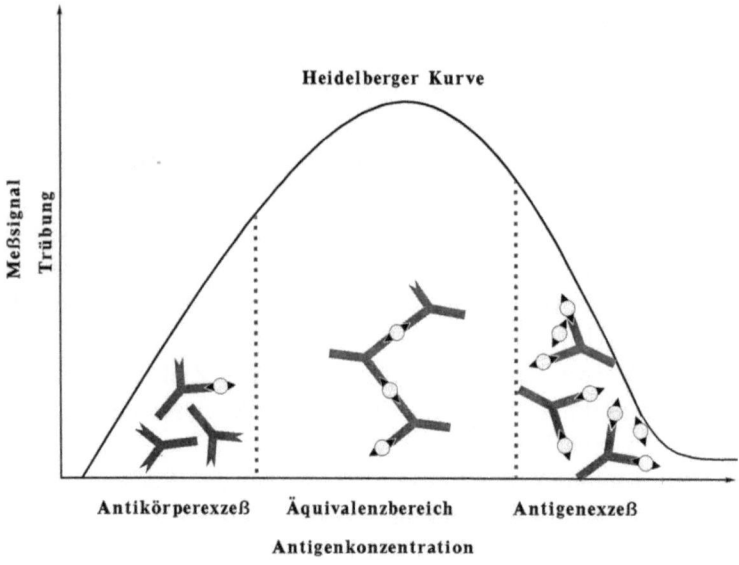

Abb. 46. Kurve nach Heidelberger und Kendall

Wie aus dem Verlauf der Heidelberger-Kurve zu ersehen ist, können zwei verschiedene Antigenkonzentrationen das gleiche Messsignal ergeben. Dies kann Ursache von Falschbestimmungen sein. Diese quantitativen immunchemischen Bestimmungen müssen daher unterhalb des Äquivalenzpunktes durchgeführt werden. Das klassische Verfahren, um zu erkennen, ob ein Signal dem aufsteigenden (Antikörperexzess) oder dem absteigenden (Antigenexzess) Schenkel der Heidelberger Kurve zuzuordnen ist, besteht in der Wiederholung der Messung mit höherer Probenverdünnung. Eine zusätzliche Erkennungsmöglichkeit ist das Nachdosieren von Antigen oder Antiserum zum Reaktionsgemisch. Moderne Analysenautomaten können durch Kontrollfunktionen (Kennzeichnung und automatische Nachverdünnung der Probe) diese Fehlerquelle weitestgehend ausschließen. Immunchemische Reagentien von renommierten Herstellern deklarieren, bis zu welcher Konzentration kein

Tabelle 39. Direkt messende Verfahren

	Assay
Präzipitate in Lösung	Turbidimeterischer Immunoassay Nephelometrischer Immunoassay
Agglutination von beschichteten Partikeln	Latex-Immunagglutinationsassays
Präzipitate in Gelen	Radiale Immunodiffusion

Antigenexzessproblem auftritt – also kein „High-Dose-Hook-Effekt" gemessen wird.

Ferritin

Das im Blut nachweisbare Ferritin steht mit dem Depot-Eisen des Körpers im Gleichgewicht und hat somit Indikatorfunktion für den Füllungszustand der Eisenspeicher [40, 69, 84].

Ferritin ist kein einheitliches Molekül, sondern kommt in verschiedenen Geweben in verschiedenen Isoferritinen vor. Gemeinsam ist diesen Isoferritinen der Aufbau aus zwei getrennten Untereinheiten, der H-(Heavy)-type subunit und L-(light)-type subunit (Abb. 47).

Für die klinische Bewertung des Füllungszustandes der Eisenspeicher mittels der Serum-Ferritinbestimmung müssen die Ferritin-Antikörper Spezifität gegenüber den basischen (L-reichen) Isoferritinen aus den Eisenspeichergeweben (Knochenmark, Leber, Milz) besitzen. Die Reaktion der Antikörper mit sauren (H-reichen) Isoferritinen (z. B. aus Herzmuskel) sollte dagegen möglichst gering sein.

Wegen der sehr niedrigen Ferritinkonzentration im Plasma eignen sich vor allem von den markerfreien Immunoassays die Agglutationstests mit der Reaktionsverstärkung durch Latex. Von den Marker-Immunoassays haben sich hauptsächlich EIA, FIA und RIA durchgesetzt.

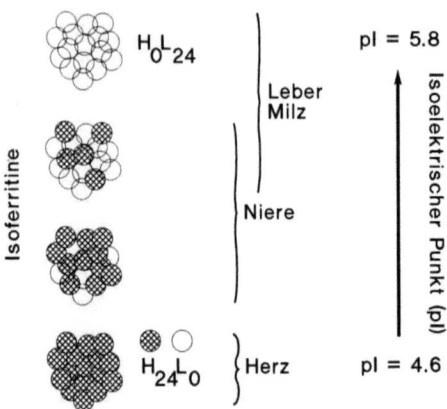

Abb. 47. Organspezifische Isoferritine

Serum/Plasma-Ferritin muss in einem sehr niedrigen Konzentrationsbereich ($0{,}2\text{--}7 \times 10^{-12}$ mol/l) bestimmt werden. Voraussetzung ist eine genügend empfindliche Messmethode. Die Auflistung der Meilensteine für den diagnostischen Parameter Ferritin dokumentiert, dass die erste Generation der Bestimmungsmethoden ausschließlich auf der indirekten Messung der primären Immunreaktion mit einem Marker beruhte (Radioimmunoassay, Enzymimmunoassay). In den letzten Jahren gelang es, die Empfindlichkeit der direkt messenden Verfahren (Turbidimetrie, Nephelometrie) erheblich zu steigern [132].

Parallel zu den Methodenentwicklungen führten die Anstrengungen zur Automatisierbarkeit der unterschiedlichen, direkt und indirekt messenden immunchemischen Verfahren zum Erfolg.

Für die Bestimmung von Ferritin gibt es (noch) keine Referenzmethode.

Internationale Bemühungen um einheitliche Standardisierung der immunchemischen Ferritin-Bestimmung werden von WHO (World Health Organization), ICSH (International Committee for Standardization in Haematology), IFCC (Inter-

Tabelle 40. Historischer Überblick

Jahr	Meilenstein
1972	Entwicklung eines Immunradiometrischen Assays (IRMA) mit ausreichender Empfindlichkeit fur Messungen im Referenzbereich von Plasmaferritin (Addison et al.)
1984	Turbidimetrischer Test mit Reaktionsverstärkung durch Latex (Bernard et al.)
1984	Definierter ICHS-Ferritin-Standard

Tabelle 41. Methoden für Ferritin

Turbidimetrischer Latex-Agglutinationstest
Enzyme-linked immunosorbent assay (ELISA)
Nephelometrischer Immunoassay
Fluoreszenz-Immunoassay (FIA)
Lumineszenz-Immunoassay (LIA)
Radioimmunoassay (RIA)

national Federation of Clinical Chemistry) and IUIS (Standardization Committee of the International Union of Immunological Societies) koordiniert.

Ferritin ist ein Gemisch verschiedener Isoferritine, Voraussetzung für eine einheitliche Standardisierung ist eine definierte Ferritin-Präparation mit hohem basischem Isoferritin-Anteil. Seit 1984 gibt es vom ICHS (Expert Panel on Iron) einen definierten Ferritin-Standard (menschliches Leber-Ferritin). Er kann vom National Institute for Biological Standards and Control in London bezogen werden. Seit 1997 steht der 3rd International Standard for Ferritin, rekombinant, NIBSC code 95/572 zur Verfügung [135].

Bei der Vielzahl kommerziell zugänglicher Methoden lässt sich abhängig von der Größe des Laboratoriums die Entscheidung für ein bestimmtes Verfahren nur nach Abschätzen mehrerer Kriterien treffen:

- Proben, Probenaufkommen,
- Dringlichkeit der Anforderung (Notfall), schnelle Durchführbarkeit,
- Spezifität, Sensitivität, Präzision,
- Automatisierbarkeit, Personalbindung, Kosten pro Bestimmung.

Viele der modernen, kommerziell erhältlichen Ferritinmethoden weisen in ihrem Anwendungsbereich eine gute Spezifität, Präzision und Sensitivität auf und stimmen im Methodenvergleich gut überein (Abb. 48).

Ein homogener Immunoassay ist auf die vorhandenen Routine-Analyzer (z. B. Integra bzw. Hitachi) appliziert.

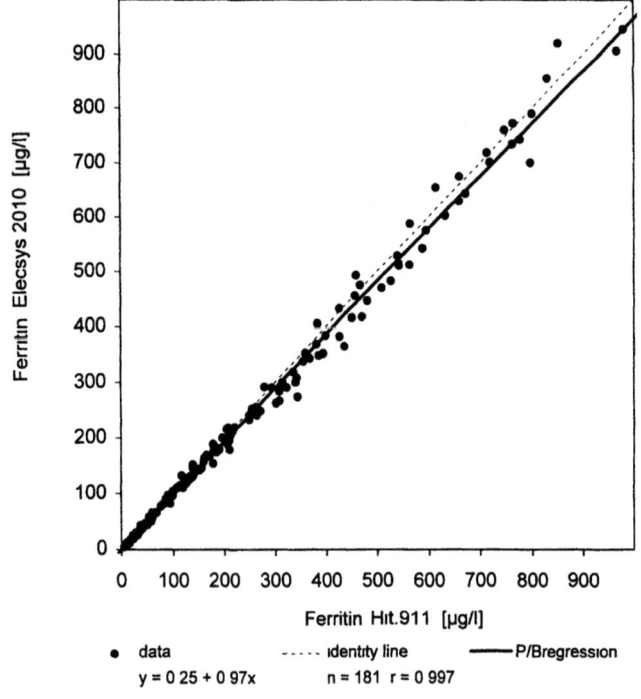

Abb. 48. Methodenvergleich Ferritin Turbidimetrie/Ferritin ELISA

Der Ferritinspiegel zeigt wie Transferrin – aber im Gegensatz zum Eisen – keinen nennenswerten circadianen Rhythmus. Bedingt durch den Orthostase-Effekt auf hochmolekulare Blutkomponenten, müssen die Entnahmebedingungen hinsichtlich Körperlage und Venenstauung standardisiert sein. Vorzugsweise wird Ferritin aus der gleichen Probe wie Eisen und Transferrin bestimmt.

Referenzintervalle

Die Bestimmung von Referenzintervallen für die Ferritinkonzentration klinisch Gesunder muss als äußerst problematisch angesehen werden, da die Eisenvorräte eine starke Alters- und Geschlechtsabhängigkeit aufweisen (Abb. 49) und ein nicht zu vernachlässigender Teil der „Normalbevölkerung" an einem latenten Eisenmangel leidet. Daher sind selektierte Referenzkollektive, wie z. B. regelmäßige Blutspender oder Wehrpflichtige oder auch jüngeres weibliches Krankenhauspersonal, nur bedingt geeignet. Bei den angegebenen Referenzwerten handelt

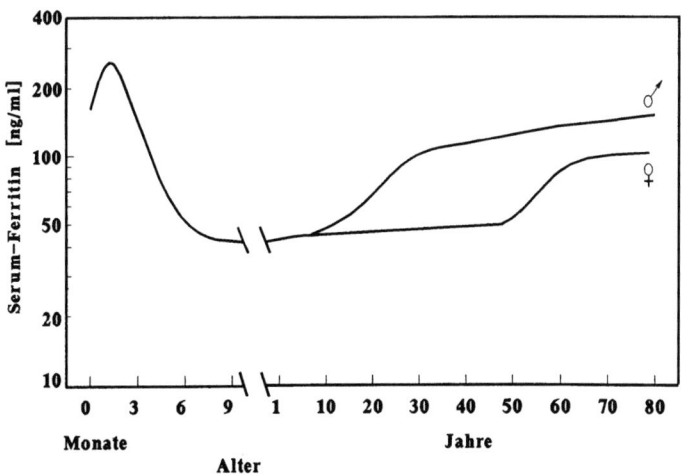

Abb. 49. Alters- und Geschlechtsabhängigkeit

es sich um eine Synthese aus mehreren Studien mit gut definierten „Normalkollektiven". Es wurden insbesondere Personen mit Eisenmangelanämie (manifester Eisenmangel) sowie Infekten (klinische Untersuchung, Laborergebnisse) ausgeschlossen.

Tabelle 42. Ferritinkonzentrationen bei gesunden Personen

Kinder und Jugendliche (6 Wochen bis 18 Jahre)	15–200 ng/ml
Männer	30–300 ng/ml
Frauen (unter 50 Jahre)	10–160 ng/ml
Frauen (über 50 Jahre)	Annäherung an Referenzintervall bei Männern

Anmerkungen:

- Neugeborene verfügen zunächst über gut gefüllte Eisendepots, die innerhalb weniger Wochen verbraucht werden.
- Die angegebenen Referenzintervalle erfassen statistisch 95 der klinisch gesunden Bevölkerungsgruppen. Keinesfalls stellen sie eine Idealnorm dar und sind nicht als Entscheidungsgrenzen für therapeutisches Handeln geeignet.

Transferrin (Tf)

Transferrin ist im Körper je zur Hälfte im Serum/Plasma und im extravaskulären Raum verteilt. Pro Proteinmolekül kann es zwei dreiwertige Eisenionen transportieren. Unter physiologischen Verhältnissen werden von dieser Maximalbindungskapazität 30–40 % besetzt.

Transferrin ist kein einheitliches Molekül, sondern kommt in verschiedenen Isotransferrinen vor. Ca. 20 Isotransferrine des Menschen sind heute bekannt. Sie alle haben gleiche Eisenbindungskapazität und vergleichbare immunologische Eigenschaften. Deshalb ist für den Eisenstoffwechsel eine Differenzierung der Isoformen methodisch ohne praktische Bedeutung. Seitdem die Transferrinbestimmung technisch ohne besonderen Aufwand im Routinelabor durchgeführt werden kann, hat sie die

Tabelle 43. Historischer Überblick

Jahr	Meilenstein
1958	Bestimmung von Transferrin mit radialer Immundiffusion, RID (Ramsey et al.)
1976	Turbidimetrische Bestimmung von Transferrin (Kreutzer)
1978	Nephelometrische Bestimmung (Buffone et al.)

Bestimmung der TEBK (totale Eisenbindungskapazität) und die Ermittlung der LEBK (latente Eisenbindungskapazität) verdrängt.

Methoden

Für die Bestimmung von Transferrin gibt es (noch) keine Referenz-Methode, jedoch IFCC-Standardisierung.

Wegen der relativ hohen Transferrinkonzentration im Serum (23–45 µmol/l) eignen sich zur Bestimmung direkte immunologische Präzipitationsverfahren (z. B. Nephelometrie, Turbidimetrie). Als Routinemethoden haben sich turbidimetrische und nephelometrische Verfahren durchgesetzt.

Der Transferrinspiegel zeigt im Gegensatz zum Eisen und in Übereinstimmung mit dem Ferritinspiegel keinen nennenswerten circadianen Rhythmus. Bedingt durch den Orthostase-Effekt auf hochmolekulare Blutkomponenten müssen auch beim Transferrin die Entnahmebedingungen hinsichtlich Körperlage und Venenstauung standardisiert sein.

Vorzugsweise wird die Transferrinbestimmung aus der gleichen Serumprobe wie die Eisen- bzw. Ferritinbestimmung durchgeführt.

Referenzintervalle Transferrin. Wesentliche Alters- bzw. Geschlechtsabhängigkeit werden nicht gefunden [51]

Transferrin-Konzentration bei gesunden Personen	2,0–3,6 [g/l] 200–360 [mg/dl]	25–50 [µMol/l]

CRM 470 standardisiert

Beziehungen zwischen Transferrin und TEBK

Tabelle 44. Beziehung zwischen Transferrin und TEBK

Beziehung Transferrin-TEBK	Referenzintervalle
Transferrin [µmol/l] × 2 ~ TEBK [µmol/l]	Transferrin: 25–50 [µmol/l] w: TEBK: 49–89 [µmol/l] m: TEBK: 52–77 [µmol/l]
Transferrin [mg/dl] × $\frac{2 \times 56}{79\,570}$ ~ TEBK [µg/dl]	Transferrin: 200–400 [mg/dl] w: TEBK: 274–497 [µg/dl] m: TEBK: 291–430 [µg/dl]
Transferrin [mg/dl] × 1,41 ~ TEBK [µg/dl]	

Dabei ist berücksichtigt:

- 1 Mol. Transferrin bindet 2 Atome Eisen
- Atomgewicht von Eisen: 56 Daltons
- Molekulargewicht von Apo-Transferrin: 79 570 Daltons [48]

Anmerkung:
TEBK von 1 g Transferrin ist 1,41 mg Eisen.

Transferrinsättigung (TfS)

Als Transferrin-Sättigung ist der Quotient aus der Serum/Plasma-Eisen-Konzentration und der Serum/Plasma-Transferrin-Konzentration (korrigiert um einen Faktor) definiert. Sie ist eine dimensionslose Größe und damit – im Gegensatz zum Eisen – unabhängig vom Hydratationszustand des Patienten:

$$\text{Transferrinsättigung in \%} = \frac{\text{Eisen [µmol/l]} \times 100}{\text{Transferrin [µmol/l]}}$$

$$= \frac{\text{Eisen [µg/dl]} \times 100 \times 56}{\text{Transferrin [µg/dl]} \times 79\,570}$$

$$= \frac{\text{Eisen [µg/dl]} \times 100 \times 56 \times 1\,000}{\text{Transferrin [mg/dl]} \times 79\,570}$$

$$= \frac{\text{Eisen [µg/dl]} \times 100}{\text{Transferrin [mg/dl]} \times 1{,}41}$$

Atomgewicht Eisen: 56 Daltons
Atomgewicht Apo-Transferrin: 79 570 Daltons [48]

Referenzintervalle Transferrinsättigung [51]

Transferrinsättigung bei gesunden Personen	ca. 15–45 %
Erniedrigte Transferrinsättigung bei Eisenmangel oder Eisenverteilungsstörung	< 15 %
Erhohte Transferrinsättigung bei Eisenüberladung	> 45 %

Anmerkung:
- Transferrinsättigung von 10 % heißt, dass 1 g Transferrin mit 0,141 mg Eisen beladen ist.
- Transferrinsättigung von 50 % heißt, dass 1 g Transferrin mit 0,705 mg Eisen beladen ist.

Löslicher Transferrin-Rezeptor (sTfR)

Der membrangebundene Transferrin-Rezeptor ist ein Glycoprotein und besteht aus zwei identischen, über Disulfid-Brücken verbundenen Ketten mit einem Molekulargewicht von je 95 000 Daltons.

Der ins Blutplasma abgegebene lösliche Serum-Transferrin-Rezeptor ist ein Monomer von ca. 85 000 Daltons, er entsteht nach proteolytischer Abspaltung von ca. 100 Aminosäuren zum N-Terminus aus dem gebundenen Transferrin-Rezeptor [59].

Der lösliche Transferrin-Rezeptor, soluble Transferrin-Rezeptor (sTfR) genannt, ist ein transmembranes Protein vieler Körperzellen. Es bindet eisenbeladenes Transferrin an der Zelloberfläche und transportiert es in das Zellinnere. Die Bedeutung des sTfR besteht in der Versorgung der Zellen mit Eisen. Der sTfR ist ein Bruchstück des zellulären TfR. Die Konzentration des sTfR verhält sich grob proportional der Gesamtmenge des Organismus an TfR. Diese ist abhängig von der Masse des erythropoetischen Gewebes und seiner Versorgung mit Eisen. Der Anstieg der sTfR-Konzentration ist proportional der Verarmung der Erythropoese mit Eisen.

Die Diagnose Eisenmangel ist bei ansonsten gesunden Personen relativ einfach durch Bestimmung von Ferritin, Transferrinsättigung. Bei Patienten mit „chronischer Erkrankung" ist diese Diagnose schwierig, da chronische Erkrankungen einen direkten Einfluss auf die Eisenstatusmarker haben. Insbesondere kann eine chronische Erkrankung dazu führen, dass Patienten mit Eisenmangel normale Serumferritinwerte aufweisen während bei Patienten mit ausreichenden Eisenreserven die Serumeisenwerte erniedrigt sind. Bei dieser Gruppe von Patienten konnte gezeigt werden, dass der lösliche Transferrinrezeptor im Serum (sTfR) bei der Identifizierung von Eisenmangelpatienten mit einem Knochenmarksaspirat vergleichbar ist. Die Expression des Transferrin-Rezeptors steht in umgekehrt proportionalem Verhältnis zum zellulären Eisenbedarf, d. h., sie ist bei Eisenmangel erhöht. Der sTfR-Serumspiegel steht in proportionalem Verhältnis zur Gesamtmenge des zellulären Transferrin-Rezeptors [20, 21, 106, 107].

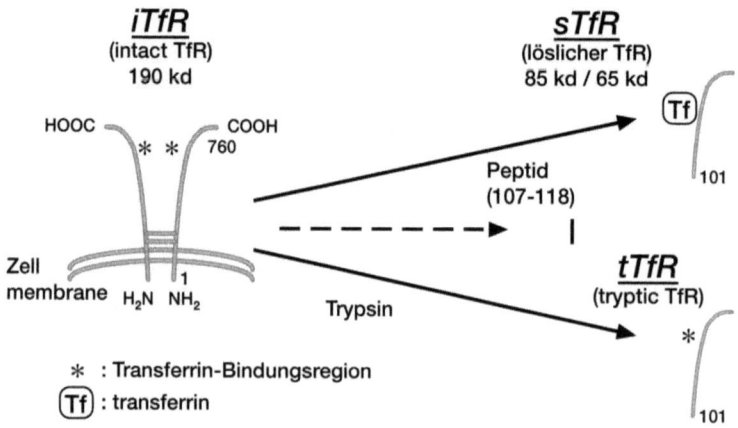

Abb. 50. Wirkungsmechanismus des Transferrin-Rezeptors

Die Bestimmung des Eisenstatus ist extrem wichtig, da z. B. Eisenmangel oftmals das Hauptsymptom von gastrointestinalen Blutungen ist, die möglicherweise auf einen nicht diagnostizierten malignen Tumor zurückgehen können. Durch rechtzeitige Differenzierung zwischen Eisenmangelanämie und Anämie bei chronischen Erkrankungen können unter Umständen Leben gerettet werden, da Patienten mit Anämie bei chronischen Erkrankungen (ACD) korrekt identifiziert werden und weitere Tests durchgeführt werden können. Bei der Beurteilung des Eisenstatus von Patienten mit chronischer Erkrankung (ACD) sollte der lösliche Transferrin-Rezeptor-Test durchgeführt werden.

Methoden

Für die Bestimmung des löslichen Serum-Transferrin-Rezeptors (sTfR) gibt es (noch) keine Referenzmethode.

Wegen der relativ niedrigen Konzentration von löslichem Serum-Transferrin-Rezeptor im Blutplasma (< 10 mg/l bzw. < 100 nMol/l) eignen sich zur Bestimmung nur genügend empfindliche Messmethoden.

In der Routine werden hauptsächlich Enzymimmunoassays, Radioimmunoassays und Latex-verstärkte immun-nephelometrische Assays eingesetzt. Ein empfohlener Standard ist noch nicht verfügbar. Zur Kalibration der Assays werden auf Basis von Humanseren Präparationen von intaktem TfR, der Komplex von TfR mit Transferrin oder Gemische verwendet. Das führt zu nicht vergleichbaren Werten zwischen den verschiedenen Assays.

In dem in der Routine oft verwendeten Latex-verstärkten Immun-Assay reagiert das sTfR-Molekül der Serumprobe mit dem anti-sTfR-Antikörper (monoklonal; Maus) und bildet einen Antigen/Antikörper-Komplex, der turbidimetrisch an einem Laborautomaten gemessen wird.

In einer Studie wurden 96 Patienten (58 Männer und 38 Frauen) einbezogen. Patienten hatten eine normale Nierenfunktion (Serum-Kreatinin < 1,2 mg/dl), Ferritin-Werte (w: 13–148 ng/ml, m: 27–365 ng/ml) und normale Transferrinsättigung

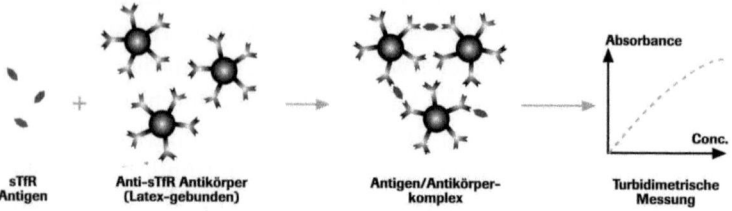

Abb. 51. Testprinzip einer Latex-verstärkten, turbidimetrischem Bestimmung von löslichen Transferrin-Rezeptor (sTfR).

>15 %. Eine Akut-Phase-Reaktion wurde aufgrund des CRP-Wertes (<5 mg/l) ausgeschlossen. Hypochrome und mikrozytäre Erythrozyten <1 % [76].

Vorläufige Referenzintervalle. Konzentrationen von löslichem TfR (sTfR) im Serum bei gesunden Personen [76]

Weiblich:	2,1–4,6 mg/l	n = 58
Männlich:	1,9–4,7 mg/l	n = 38

Es besteht eine gute direkt proportionale Beziehung zwischen
- der Expression der TfR-Menge aus den Erythrozyten und der Konzentration an sTfR,
- sowie der Masse der erythropoetischen Zellen und der sTfR-Konzentration im Plasma.

Die Konzentration von sTfR ist demzufolge sowohl bei einer verstärkten Expression von TfR wie beim Mangel an Funktionseisen, als auch bei hyperproliferativer Erythropoese erhöht. Durch zusätzliche Bestimmung von Ferritin und der Retikulozytenzahl ist eine Differenzierung dieser Zustände möglich.

Haptoglobin (Hp)

Das im Serum nachweisbare Haptoglobin bindet das durch pathologisch gesteigerte Hämolyse auftretende Hämoglobin in einem festen Haptoglobin-Hämoglobin (Hp-Hb)-Komplex.

Eine Abnahme des freien Haptoglobins hat somit Indikatorfunktionen für eine intravasale Hämolyse.

Der 1:1-Hp-Hb-Komplex wird mit einer Halbwertszeit von weniger als 10 min in die Hepatozyten eingelagert. Dort wird das Hämoglobin enzymatisch metabolisiert. Das freigesetzte Haptoglobin wird aus den Hepatozyten wieder mit einer Halbwertszeit von ca. 3 Tagen in das Serum abgegeben.

Die Bildung des festen Hp-Hb-Komplexes und dessen extrem schnelle Elimination aus der Blutbahn verhindert eine Hämoglobinurie mit starkem renalen Eisenverlust.

Haptoglobin ist ein in der Struktur den Immunglobulinen verwandtes Glykoprotein und ist aus 2 leichten (α)-Ketten mit einem Molekulargewicht von 9 000 Daltons und zwei schwereren (β)-Ketten (Molekulargewicht: 16 000 Daltons) aufgebaut. Es sind drei molekulargewichts-unterschiedliche Phänotypen Hp 1-1, Hp 2-1 und Hp 2-2 bekannt. Hp 1-1 hat ein Molekulargewicht von 100 000 Daltons. Hp 2-1 und Hp 2-2 sind höhermolekulare Polymere mit Molekulargewichten von 200 000 und 400 000 Daltons.

Methoden

Für die Bestimmung von Haptoglobin gibt es (noch) keine Referenzmethode. Wegen der relativ hohen Haptoglobinkonzentration im Serum (7–32 µmol/l) eignen sich zur Bestimmung direkte immunologische Präzipationsverfahren (z. B. Nephelometrie, Turbidimetrie). Als Routinemethoden haben sich turbidimetrische und nephelometrische Verfahren durchgesetzt.

Tabelle 44. Historischer Überblick

Jahr	Meilenstein
1960	Haptoglobin-Hämoglobin-Bindungstest; Bestimmung des freien Haptoglobins im Serum (Nyman)
1965	Radiale Immunodiffusion RID (Fahey)
1987	Turbidimetrischer Test von Haptoglobin (Johnson)

Referenzintervalle. Haptoglobin-Konzentrationen im Serum bei gesunden Personen; wesentliche Alters- bzw. Geschlechtsabhängigkeiten werden nicht gefunden [51]

Erwachsene	30–200 mg/dl	0,3–2,0 g/l

CRM 470 standardisiert

Anmerkungen:

- Neugeborene haben in den ersten 3 Monaten keinen messbaren Haptoglobin-Spiegel, ab dem 4. Monat gilt das Referenzintervall für Erwachsene.
- Das Referenzintervall ist typenabhängig [51]:

	[g/l]	[mg/dl]
Hp 1-1	0,7–2,3	70–230
Hp 2-1	0,9–3,6	90–360
Hp 2-2	0,6–2,9	60–290

Der Haptoglobinspiegel zeigt in Übereinstimmung mit Ferritin und Transferrin keinen nennenswerten circadianen Rhythmus. Bedingt durch den Orthostase-Effekt auf hochmolekularen Blutkomponenten müssen auch beim Haptoglobin die Entnahmebedingungen hinsichtlich Körperlage und Venenstauung standardisiert sein. Vorzugsweise wird die Haptoglobinbestimmung aus der gleichen Serumprobe wie die übrigen Eisenstoffwechselparameter durchgeführt.

Bei massiver Hämolyse – wenn die freie Haptoglobinkonzentration messtechnisch nur mehr schwer bestimmt werden kann – sollte Hämopexin (Hpx) gemessen werden [95].

Coeruloplasmin (Cp)

Cp ist ein Glykoprotein mit dem Molekulargewicht von 132 kD und hat einen Kohlenhydratanteil von etwa 9 %. Das Cp-Molekül hat 6–8 Cu-Atome gebunden.

Cp ist ein α_2-Glykoprotein, das im Wesentlichen in der Leber gebildet wird. Seine Funktionen sind:

- der Transport von Kupfer (Cu) im Plasma
- Ferroxidase-Aktivität; es oxidiert Fe^{2+} zu Fe^{3+}.

Die Rolle von Coeruloplasmin im Eisenstoffwechsel ist erst teilweise bekannt, jedoch scheint die „Endooxidaseaktivität" dieses Kupfertransportproteins für die Oxidation von Fe^{2+} zu Fe^{3+} und damit für die Ausschleusung von Eisenionen aus der Zelle und die Bindung an das Transferrin wesentlich zu sein. Bei der Acoeruloplasminämie kommt es nämlich zur Eisenüberladung in zahlreichen Geweben, die dem klinischen Bild einer Hämochromatose ähnelt. Jedoch abweichend davon ist auch das zentrale Nervensystem betroffen. Wegen der gestörten Transferrinbindung sind jedoch Eisen und Transferrinsättigung im Plasma nicht erhöht, sehr wohl dagegen das Eisenspeicherprotein Ferritin, das hier die gestörte Ausschleusung und Wiederverwertung Ferritin-gebundenen Eisens aus den Speichern widerspiegelt. Somit tritt hier zu der Eisenüberladung auch eine Eisenverteilungsstörung.

- Antioxidativer Effekt, durch Verhinderung der Metallionen-katalysierten Oxidation von Lipiden der Zellmembran
- Akute-Phase-Protein bei Entzündungen.

Bestimmungsmethode

Coeruloplasmin-Antikörper reagieren mit dem Antigen aus der Probe unter Bildung eines Antigen-Antikörper-Komplexes, der nach Agglutination turbidimetrisch oder nephelometrisch gemessen wird.

Referenzintervall. Coeruloplasmin-Konzentration im Serum von gesunden Personen; Wesentliche Alters- bzw. Geschlechtsabhängigkeiten werden nicht gefunden [51]

Erwachsene	15–60 mg/dl bzw. 0,15–0,6 g/l

CRM 470 standardisiert

Bestimmung von Vitamin B_{12} und Folsäure

Der diagnostische Wert der Vitamin B_{12}- und Folsäure-Bestimmungen – neben Serum-Ferritin – bei Anämiezuständen wird zunehmend höher bewertet und ist unbestritten. Alle modernen Vitamin B_{12}- und Folat-Bestimmungen im Serum beruhen auf der immunologisch-analytischen Bestimmung.

Wegen der in fast allen Fällen gleichen Indikationsstellung ist es gebräuchlich und oft sinnvoll, Folsäure und Vitamin B_{12} im Plasma simultan als sogenannter double assay durchzuführen.

Vitamin B_{12}

Vitamin B_{12} hat ein Molekulargewicht von 1355 Daltons und gehört als Cyanocobalamin zu einer biologisch aktiven Substanzgruppe, die als gemeinsames Strukturelement einen Porphyrinring mit Cobalt als Zentralatom besitzt.

Das mit der Nahrung aufgenommene bzw. durch Darmbakterien synthetisierte Vitamin B_{12} („extrinsic factor") bildet einen Komplex mit dem sog. „intrinsic factor", einem in der Magenschleimhaut gebildeten Glykoprotein. Die Komplexbildung bewirkt zum einen Schutz vor Abbau im Darm und erleichtert andererseits die rezeptorabhängige Absorption des Vitamins durch die Dünndarmschleimhaut. Nach Dissoziation des Vitamin B_{12}-Intrinsic-Faktor-Komplexes kann das Vitamin zur Leber transportiert und dort gespeichert werden. In den

Tabelle 45. Historischer Überblick

Jahr	Meilenstein
1950	Mikrobiologische Bestimmung mit Lactobacillus leichmannii (Mathews)
1962	Radioimmunologische Bestimmung (Bavakat, Ekins)
1978	Einsatz von hochgereinigtem Intrinsic-Faktor als Bindungsprotein (Kolhouse et al.)
1986	Automatisierte Bestimmung von B_{12}/Folat (Henderson et al.)

Zellen liegt das Vitamin hauptsächlich als 5'-Desoxyadenosylcobalamin vor, im Plasma dagegen überwiegt das Methylcobalamin. Als wichtigstes Transportprotein für Vitamin B_{12} im Plasma dient das Transcobalamin II (TC-II).

Methoden

Als Referenzmethode wird vom NCCLS für das forschende Labor ein mikrobiologischer Assay empfohlen. Gemessen wird die biologische Aktivität von Vitamin B_{12} in bezug auf das Wachstum der Mikroorganismen E. gracilis oder L. leichmanii. Aufgrund des apparativen Aufwands und der spezifischen Technik eignet sie sich nicht für eine breitere Anwendung.

Ein erheblicher methodischer Fortschritt wurde mit der Einführung eines Radioimmunoassays 1962 erreicht. Die Bestimmung basiert auf der kompetitiven Bindung von radioaktiv markiertem Vitamin B_{12} und dem freien Vitamin B_{12} der Probe an das Bindungsprotein Intrinsic-Faktor. Vor Durchführung der Bestimmung wird Vitamin B_{12} durch einen Hitzeschritt oder durch Vorbehandlung in alkalischer Lösung aus den endogenen Bindungsproteinen freigesetzt.

Die an Einzelfällen beobachteten falsch normalen Ergebnisse, die verglichen mit der mikrobiologischen Referenzmethode zur Nichterkennung eines Vitamin B_{12}-Mangels führten, können durch Verwendung von hochgereinigtem Intrinsic-Faktor, frei von (rapidly migrating) R-Proteinen, korrigiert werden. Durch das von Kolhouse et al. 1978 beschriebene Verfahren gelingt es, eine Bindung von endogen im Serum enthaltenen Cobalaminanalogen an die unspezifischen R-Proteine im immunologischen Test auszuschließen.

Serum/Plasma-Vitamin B_{12} muss in einem sehr niedrigen Konzentrationsbereich (50–1500 pg/ml) bestimmt werden. Voraussetzung ist eine genügend empfindliche Messmethode. Die Auflistung der Meilensteine dokumentiert, dass die erste Generation der Bestimmungsmethoden ausschließlich auf der indirekten Messung mit einem Radioimmunoassay beruhte. Von

Henderson, Friedman et al. wurde 1986 ein nicht-radioaktiver Immunoassay eingeführt. Mit diesem eleganten Messprinzip gelang es, die Empfindlichkeit der direkt messenden Verfahren erheblich zu steigern und einen homogenen Immunoassay für Vitamin B_{12} ohne vorherigen Hitzeschritt auf vorhandene Routine-Analyser zu applizieren.

Referenzintervalle. Vitamin B_{12}-Konzentration bei gesunden Personen; wesentliche Geschlechtsabhängigkeiten werden nicht gefunden [51]

Erwachsene	220–925 pg/ml	162–683 pmol/l

Anmerkungen:
- Parenterale Vitamin B_{12}-Zufuhr (z. B. im Rahmen von Resorptionstests) führt bei täglichem Bedarf von 20 µg/d Vitamin B_{12} oft noch nach Monaten zu erhöhten Cobalamin-Konzentrationen. Der Vitamin B_{12}-Pool beträgt ca. 2–7 mg.
- Bei ca. 20% der Schwangeren fällt die Vitamin B_{12}-Konzentration im Serum trotz ausreichendem Depotbestand auf Werte < 125 pmol/l.
- Die in der Literatur aufgeführten Referenzintervalle für Vitamin B_{12} unterscheiden sich z.T. erheblich. Dies ist sicher noch auf die in der Vergangenheit erheblichen methodischen Unterschiede zurückzuführen.
- Befunde von Brouwer et al. (1998) [15] und Herrmann et al. (1997) [54] legen eine Anhebung der Referenzbereiche von Folsäure und Vitamin B_{12} nahe.

Folsäure

Die Folsäure ist ein Pteridinderivat und liegt als Konjugat mit mehreren Glutaminsäuremolekülen (n = 2–7) vor. Sie wird nach der Nahrungsaufnahme im Mukosaepithel des Dünndarms zunächst enzymatisch zu Pteroylmonoglutaminsäure (PGA, Molekulargewicht 441 Daltons) hydrolysiert. In der Darmwand findet anschließend eine Reduktion und Methylierung statt, die entstehende N-5-Methyltetrahydrofolsäure (MTHFA, Molekulargewicht 459 Daltons) wird in die Blutbahn abgegeben. Unter Mitwirkung von Vitamin B_{12} wird aus METHFA die Tetrahydrofolsäure (THFA, Molekulargewicht 445 Daltons) gebildet. Sie ist an zahlreichen Stoffwechselreaktionen als Coenzym beteiligt.

Methoden

Der als Referenzmethode empfohlene mikrobiologische Assay ist für eine breite Anwendung nicht geeignet. Gemessen wird die biologische Aktivität von N-5-Methyltetrahydrofolsäure (MTHFA) in bezug auf das Wachstum von Lactobacillus casei. Eine von Gregory 1985 entwickelte HPLC-Methode ist zur quantitativen Bestimmung der Folsäure im Serum aufgrund noch ungenügender Sensitivität nicht geeignet.

Ein wesentlicher methodischer Fortschritt wurde mit der 1973 erfolgten Einführung des radioimmunologischen kompetitiven Proteinbindungstest erreicht. Die Bestimmung beruht auf der kompetitiven Bindung von radioaktiv markierter N-5-Methyltetrahydrofolsäure (125J-MTHFA) und der N-5-Methyltetrahydrofolsäure (MTHFA) der Probe an das Bindungsprotein β-Lactoglobulin. Vor Durchführung der Bestimmung wird MTHFA durch einen Hitzeschritt oder durch Vorbehandlung in alkalischer Lösung aus den endogenen Bindungsproteinen freigesetzt. Die an Einzelfällen beobachteten falsch normalen Ergebnisse, die verglichen mit der mikrobiologischen Methode einen Folsäuremangel nicht erkennen ließen, können durch Verwendung eines chromatographisch hoch gereinigten β-Lactoglobulins, frei von unspezifischen Bindungsproteinen, korrigiert werden.

Serum/Plasma-Folsäure muss in einem sehr niedrigen Konzentrationsbereich (0,5–20 ng/ml) bestimmt werden. Voraussetzung ist eine genügend empfindliche Messmethode. Die Auflistung der Meilensteine zeigt, dass die erste Generation der Bestimmungsmethoden ausschließlich auf der direkten Messung

Bestimmungsmethoden

Tabelle 46. Historischer Überblick

Jahr	Meilenstein
1966	Mikrobiologische Bestimmung von N-5-Methyltetrahydrofolsäure (MTHFA) mit Lactobacillus casei (Herbert)
1973	Bestimmung von Folsäure im Radioimmunoassay (Dunn et al., Rothenberg et al.)
1977	Simultane Bestimmung von Folat/B_{12} (Gutcho, Mansbach)

mit einem Radioimmunoassay beruhte. Die in jüngster Zeit angebotenen Immunoassays verzichten auf Radioisotopen und verwenden eine elegante, einfache Ablösungsreaktion der Folsäure von den endogenen Bindungsproteinen. Henderson, Friedman (1986) gelang es, eine direkte messende immunologische Folatbestimmung ohne vorherigen Hitzeschritt auf vorhandene Routine-Analyser zu applizieren.

Anmerkungen:

- Aufgrund der engen Beziehung zwischen Vitamin B_{12} und Folsäure im Stoffwechsel und der schwierigen hämatologischen und klinischen Differenzierung der beiden Vitamin-Mangelzustände ist eine gleichzeitige Bestimmung beider Parameter bei entsprechenden Vitamin-Mangelsymptomen sinnvoll.

Referenzintervalle. Folsäurekonzentrationen im Serum bei gesunden Personen; wesentliche Geschlechtsabhängigkeiten werden nicht gefunden [51]

Erwachsene	2,7–16,1 ng/ml	6,1–36,5 nmol/l	im Serum
Erwachsene	193–964 ng/ml	510–2185 nmol/l	in den Erythrozyten

- Parenterale Folsäurezufuhr (z. B. im Rahmen von Resorptionstests) führt bei täglichem Bedarf von ca. 200 µg/d bei einem Gesamtbestand des Körpers von ca. 5–10 mg oft noch nach Wochen zu erhöhten Folsäurekonzentrationen.

- Die in der Literatur aufgeführten Referenzintervalle für Folsäure unterscheiden sich z. T. erheblich. Dies ist sicher noch auf die in der Vergangenheit erheblichen methodischen Unterschiede zurückzuführen.
- Befunde von Brouwer et al. (1998) [15] und Herrmann et al. (1997) [54] legen eine Anhebung der Referenzbereiche von Folsäure und Vitamin B_{12} nahe.

Erythropoetin

Erythropoetin (EPO) ist ein Glycoprotein mit dem Molekulargewicht von 34 000 Daltons. Der Kohlenhydratanteil ist mit etwa 60 % relativ hoch.

EPO ist ein Glykoprotein, das einen Regelkreis steuert, mit der Aufgabe, die Erythrozytenmasse des Körpers konstant zu halten. Die Erhöhung der EPO-Ausschüttung führt zur Erythrozytose, die Reduzierung zur Erythrozytopenie.

Beim Erwachsenen wird 80–90 % des EPO in der Niere gebildet. Extrarenale Bildungsstätten sind beim Erwachsenen neben der Leber noch die Makrophagen. Die Niere ist nur ein Syntheseorgan des EPO, d. h. es wird dort je nach Bedarf synthetisiert.

In der klinischen Diagnostik liegt der Schwerpunkt der Erythropoetin-Bestimmung in der Differentialdiagnose von Erythrozytosen. Die Bedeutung in der Differentialdiagnose der Anämien ist zunehmend. Weitere Indikationen sind Verdacht auf renale Anämie und Bestimmung des Ausgangswertes vor einer Anämiebehandlung mit rekombinantem humanem EPO [8, 122].

Methoden

Für die Bestimmung von Erythropoetin (EPO) gibt es (noch) keine Referenzmethode. Wegen der extrem niedrigen EPO-Konzentration im Serum eignen sich zur Bestimmung nur genügend empfindliche Messmethoden. In der Routine am häufigsten verwendet werden neben Radioimmunoassays kommerziell erhältliche Enzymimmunoassays.

Sandwich-Enzym-Immunassay

Die Analytische Sensitivität liegt für den Enzymun-Immunoassay bei etwa 1 IU/l.

Eine Bewertung der gemessenen Erythropoetinkonzentration im Bezug zu einem Referenzintervall ist klinisch wenig aussagekräftig, es muss der Bezug zum Hämoglobinwert bzw. zum Hämatokrit vorgenommen werden.

Die verminderte als auch die vermehrte EPO-Bildung ist von diagnostischer Bedeutung. Beide Zustände können anhand der Serumkonzentration erkannt werden.

EPO-Mangel führt zur normozytären, normochromen Anämie. Eine häufige Ursache ist die chronische Niereninsuffizienz, denn beim Erwachsenen wird EPO nahezu ausschließlich in der Niere gebildet.

Bei Gewebshypoxie kann die EPO-Konzentration auf ein Vielfaches des Normalwertes erhöht sein. Bei nicht renalen Anämien steigt die EPO-Konzentration mit abfallender Hämoglobinkonzentration oft exponentiell an (Abb. 53).

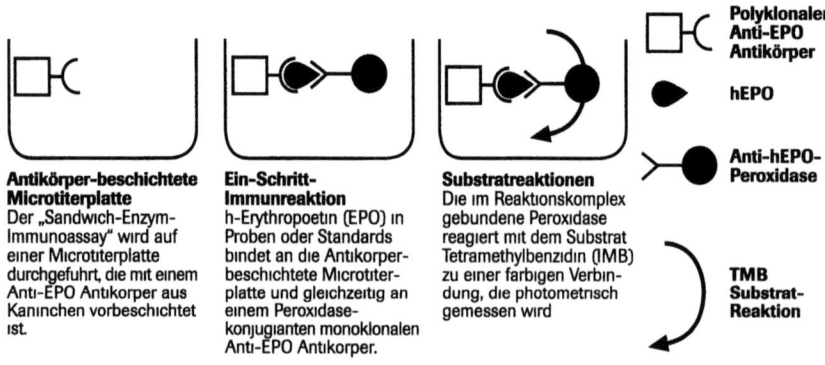

Abb. 52. Reaktionsschema eines Enzym-Immunoassays zur Messung von EPO

Referenzintervalle. Konzentrationen von EPO im Serum bei gesunden Personen; wesentliche Alters- bzw. Geschlechtsabhängigkeiten werden nicht gefunden [51].

Erwachsene	6–25 IU/l

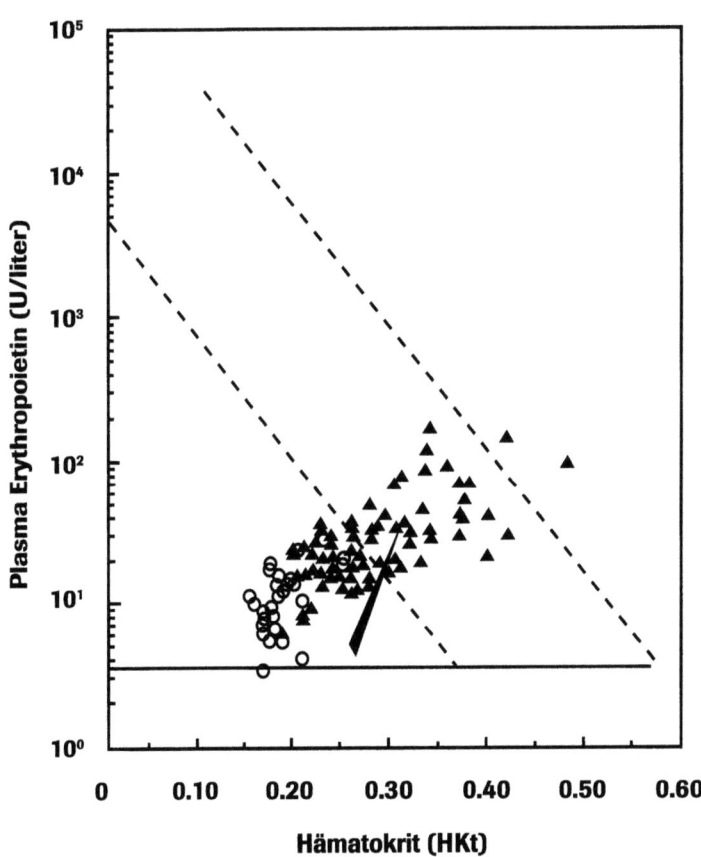

Abb. 53. Plasma-Erythropoietin-Werte in 120 Patienten unter Dialyse im Vergleich zum Hematocrit. ○ Patienten ohne Niere; ▲ Patienten mit Niere; --- 95% Konfidenz-Grenze für 175 normale Blutspender und Patienten mit Anämie; — Nachweisgrenze des Assay [Ersley AJ (1991) Erythropoietin. N Engl J Med 324: 1339–1344]

Methoden zur Diagnose von chronischen Entzündungen (ACD)

Eine zunehmend wichtige Aufgabe des Labors ist die Differenzierung zwischen entzündlichen und nicht entzündlichen Erkrankungen. Die Erkennung einer Enzündung kann durch folgende Untersuchungen erfolgen:

- Blutkörperchensenkungsreaktion (BSR),
- quantitative Bestimmung von CRP und/oder Serumamyloid A-Protein (SAA),
- Differentialblutbild und Leukozytenzahl.

In der rheumatologischen Diagnostik haben zusätzlich Bedeutung:

- Bestimmung der Rheumafaktoren,
- Eisen/Kupfer-Relation und Coeruloplasmin,
- Bestimmung anderer bei rheumatoiden Erkrankungen vorkommender Antikörper:
  - Bestimmung von antinukleären Antikörpern (ANA),
  - Bestimmung des Antistreptolysintiters (ASL) und des Antistreptokokken-Desoxyribonuklease-Titers (ADNase)

Patienten, die die Klassifikationskriterien für die RA erfüllen, haben mit unterschiedlicher Häufigkeit Autoantikörper im Serum, vor allem antinukleäre Antikörper. Der Nachweis der genannten sowie weiterer Autoantikörper sollte das Augenmerk verstärkt auf differentialdiagnostische Überlegungen richten.

Blutkörperchensenkungs-Reaktion (BSR) /
Blutkörperchensenkungs-Geschwindigkeit (BSG)

Bestimmungsmethode

Eine mit Citrat versehene Blutprobe wird in einem mit einer Millimetergraduierung versehenen Glas- oder Kunststoffröhrchen bis zur Höhe 200 mm aufgezogen. In senkrechter Position des Röhrchens wird die Sedimentation der Erythrozyten in mm nach einer Stunde abgelesen. Die Methode ist genormt.

Referenzintervalle [51]:

	Unter 50 Jahre	Über 50 Jahre
♀	< 25 mm/1h	< 30 mm/1h
♂	< 15 mm/1h	< 20 mm/1h

Angaben in mm für die erste Stunde

Die BSR wird im Vergleich zur quantitativen Bestimmung eines Akute-Phase-Proteins, z. B. von CRP, auch erhöht durch den Anstieg der Immunglobuline, von Immunkomplexen und anderen Proteinen. Sie erfasst deshalb ein breiteres Spektrum von Erkrankungen als CRP. Für chronisch-entzündliche Erkrankungen, z. B. bei SLE (Systematischer Lupus Erythematodes), Polymyalgia rheumatica, bei denen das CRP oft normal oder nur leicht erhöht ist, ist die BSR für die Verlaufsbeurteilung ein unspezifischer, aber ein besserer Indikator.

C-reaktives Protein

C-reaktives Protein ist das „klassische" Akut-Phase-Protein auf eine entzündliche Reaktion. Es wird in der Leber synthetisiert.

CRP besteht aus fünf identischen, nicht glykosylierten Untereinheiten mit jeweils einer Polypeptidkette aus 206 Aminosäuren und hat ein Molekulargewicht von 23 000 Daltons. Aufgrund seiner charakteristischen Struktur zählt CRP zur Familie der Pentraxine; es handelt sich um Calcium-bindende Proteine mit Immunabwehreigenschaften.

CRP wird schnell in der Leber synthetisiert nach Stimulation durch IL-6. Im Maximum der Akut-Phase-Antwort wird nahezu 20 % der Proteinsynthesekapazität der Leber für CRP aufgewendet. Ein Anstieg von CRP im Plasma erfolgt aufgrund der Freisetzung inflammatorischer Zytokine wie z. B. Interleukin-6. Die Erhöhung der CRP-Konzentration im Serum ist meist der Indikator einer Entzündung, aber maligne Tumoren wie z. B. der

M. Hodgkin, das Nierenzellkarzinom können ebenfalls diese Zytokine bilden und eine Akut-Phase-Antwort auslösen, die Fieber und eine erhöhte Konzentration von CRP im Plasma induziert. Die CRP-Bestimmung dient der Erkennung eines entzündlichen Prozesses,

- Bestätigung einer akuten organischen Erkrankung wie Infektionen; chronische Erkrankungen wie rheumatische Erkrankungen und entzündliche Baucherkrankungen. Zur Diagnose und Verlaufsbeurteilung von Infektionen, wenn mikrobiologische Untersuchungen zu langsam oder nicht möglich sind.
- Anzeige von interkurrenten Infektionen bei Patienten mit Bindegewebserkrankungen.
- Hilfestellung bei der Behandlung rheumatischer Erkrankungen.
- Rasches Herausfinden einer optimalen antiinflammatorischen Therapie und zur Feststellung der minimalen Dosierung.

Bestimmungsmethoden

Zur CRP-Bestimmung stehen verschiedene Methoden wie die Nephelometrie und die Turbidimetrie zu Verfügung.

CRP-Antikörper reagieren mit dem Antigen aus der Probe unter Bildung eines Antigen-Antikörper-Komplexes, der nach Agglutination turbidimetrisch gemessen wird. Der Zusatz von PEG ermöglicht einen schnellen Endpunkt, erhöht die Empfindlichkeit und vermindert das Risiko, bei Proben mit Antigenüberschuss falsch negative Werte zu messen.

Die Nachweisempfindlichkeit sollte mindestens 5 mg/l betragen und niedriger sein in der Neugeborenendiagnostik.

Referenzintervall (die Werte sind Consensus Values) [51]

< 0,5 mg/dl	< 5 mg/l

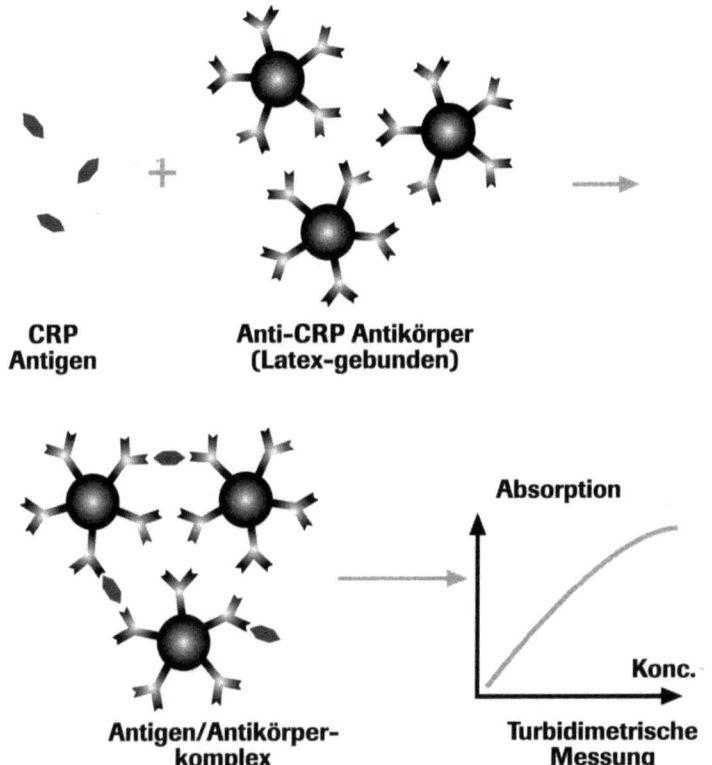

Abb. 54. Testprinzip der Latex-verstärkten turbidimetrischen Bestimmung von CRP (C-reaktives Protein)

CRP im Vergleich zu anderen Untersuchungen der Akut-Phase-Antwort

Von den Akut-Phase-Proteinen, die leicht im Labor gemessen werden können, ist CRP am sensitivsten. Zur Zeit gibt es noch keine klare Indikation zur Bestimmung anderer Akut-Phase-Proteine.

Obwohl die Zahl der Akut-Phase-Proteine bei nahezu 30 liegt, eignen sich nur das CRP und das Serum-Amyloid A-Protein als Marker der Akut-Phase-Antwort (APA). Beide zeigen kurze Zeit nach einem entzündlichen Reiz einen starken Anstieg und nach Fortfall des Stimulus, durch ihre kurze Halbwertszeit, einen raschen Abfall [100].

Rheumafaktoren (RF)

Bei Patienten mit rheumatischer Arthritis (RA) finden sich Rheumafaktoren (RF) in 70–90% aller Fälle. Ein negatives Ergebnis, vor allem bei nur einmaliger Bestimmung, schließt deshalb die Diagnose einer RA nicht aus. Häufig gehen RF dem Beginn der Erkrankung, z. T. um Jahre, voraus. Das Risiko für RF-positive Gesunde, an einer RA zu erkranken, wird mit 5–40fach höher als bei RF-Negativen angegeben.

RF sind nicht spezifisch für die RA, sondern finden sich auch bei diversen anderen rheumatischen und nicht-rheumatischen Erkrankungen. Im Alter steigt der Anteil positiver Befunde ohne entsprechende Krankheitszeichen auf bis zu 20%. Ein positiver RF-Befund ist ohne klinische Kriterien für eine RA nicht aussagekräftig. Der RF ist in der rheumatologischen Diagnostik unter anderem deshalb hilfreich, weil verschiedene differentialdiagnostisch wichtige rheumatische Erkrankungen, wie z. B. Psoriasis-Arthritis, ankylosierende Spondylitis, Gicht, reaktive Arthritiden, Polymyalgia rheumatica, Arthrosen, keine gegenüber der Normalbevölkerung erhöhte Frequenz von RF aufweisen. Mit zunehmender Titerhöhe steigt die diagnostische Spezifität des RF-Nachweises für die RA [132].

Rheumafaktoren sind eine heterogene Gruppe von Autoantikörpern, die gegen die antigenen Determinanten am Fc-Teil von IgG-Molekülen gerichtet sind. Sie sind wichtig zur Diagnose der rheumatoiden Arthritis, können aber auch bei anderen entzündlich-rheumatischen Erkrankungen gefunden werden, ebenfalls bei verschiedenen nicht rheumatischen Erkrankungen und bei klinisch Gesunden jenseits des 60. Lebensjahres. Ungeachtet der Einschränkungen stellt der Rheumafaktornachweis ein diagnostisches Kriterium zur Klassifizierung der rheumatoiden Arthritis des American College of Rheumatology [2] dar. Die

Autoantikörper kommen in allen Immunglobulinklassen vor, die üblichen Methoden beschränken sich aber auf den Nachweis der Rheumafaktoren vom IgM-Typ [132].

Bestimmungsmethoden

Basis aller Methoden ist die Reaktion von RF mit ihrem Antigen, der Fc-Region von humanem oder tierischem IgG. Diese Antigene werden als Aggregate oder Partikel bzw. Festkörper gebunden in den diversen Testsystemen eingesetzt.

Ein typischer immunologischer Trübungstest beruht auf dem Prinzip des immunologischen Agglutinationstests mit Reaktionsverstärkung durch Latex.

An Latex gebundenes hitzeinaktiviertes IgG (Antigen) reagiert mit den Antikörpern aus der Probe unter Bildung von Antigen-Antikörper-Komplexen, die nach Agglutination turbidimetrisch gemessen werden.

Referenzintervall [51]

< 14 IU/ml	< 14 kU/l

Eisen/Kupfer-Relation und Coeruloplasmin

In der rheumatologischen Diagnostik ist ein Absinken des Serumeisenspiegels meist Hinweis auf eine Umverteilung des Körpereisens auf die vorwiegend im RES befindlichen Makrophagen im Rahmen der chronischen Entzündung.

Parallel hierzu erfolgt nahezu immer eine Erhöhung des Serumkupferspiegels aufgrund vermehrter Synthese von Coeruloplasmin (= Akutphaseprotein). Die gleichzeitige Bestimmung von Fe und Cu (bzw. Ferritin, Transferritinsättigung, Coeruloplasmin) ist somit aussagefähiger. Während es für eine Eisenverminderung vielfältige Ursachen gibt, findet sich für eine Kupfererhöhung außerhalb der Entzündungsreaktion nur selten eine andere Ursache. Ein Fe-/Cu-Quotient, der wie bei entzündlich-rheumatischen Erkrankungen < 1 beträgt, findet sich auch bei anderen chronischen Infektzuständen (ACD). Cp ist für die Oxidation von Fe^{2+} zu Fe^{3+} und damit für die Ausschleusung von Eisenionen aus der Zelle und die Bindung an das Transferrin wesentlich.

Literatur

1. Alford CE, King TTE, Campell PA (1991) Role of transferrin, transferrin receptors and iron in macrophage listericidal activity. J Med 174: 459–466
2. Arnett FC, Edworthy SM, Bloch DA et al (1988) The American Rheumatism Association 1987 revised criteria for the classification of rheumatoid arthritis. Arthritis Rheum 31: 315–324
3. Arosio P, Levi S, Gabri E et al (1984) Heterogeneity of ferritin II: immunological aspects. In: Albertini A, Arosio P, Chiancone E, Drysdale J (eds) Ferritins and isoferritins as biochemical markers. Elsevier, Amsterdam New York Oxford, pp 33–47
4. Baker EN, Lindley PF (1992) New perspectives on the structure and function of transferrin. J Inorg Biochem 47: 147–160
5. Baynes RD (1994) Iron deficiency. In: Brock JH, Halliday JW, Pippard MJ, Powell LW (eds) Iron metabolism in health and disease. W. B. Saunders, London, p 189
6. Begemann H, Rastetter J (1993) Klinische Hämatologie, 4. Aufl. Thieme, Stuttgart New York
7. Beguin Y (1992) The soluble transferrin receptor: biological aspects and clinical usefulness as quantitative measure of erythropoiesis. Haematologica 77: 1–10
8. Beguin Y et al (1993) Quantitative asessment of erythropoiesis and functional classification of anemia based on measurement of serum transferrin receptor and Erythropoetin. Blood 81: 1067

9. Besarab A, Bolton WK, Browne JK, Egne JC, Nissenson AR, Okamoto DM, Schwab SJ, Goodkin DA (1998) The effect of normal as compared with low hematocrit values in patients with cardiac disease who are receiving hemodialysis and Erythropoetin. N Engl J Med 339: 584–590
10. Beutler E (1997) Genetic irony beyond haemochromatosis: clinical effects of HLA-H mutations. Lancet 349: 296–297
11. Bobbio-Pallavicini F, Verde G, Spriano P, Losi R et al (1989) Body iron status in critically ill patients: significance of serum ferritin. Int Care Med 15: 171–178
12. Boelaert JR, Weinberg GA, Weinberg ED (1996) Altered iron metabolism in HIV infection: Mechanismss, possible consequences and proposals for management. Inf Dis Agents 5: 36–46
13. Bothwell TH, Baynes RD, MacFarlane BJ, MacPhail AP (1989) Nutritional iron requirements and food iron absorption. J Intern Med 226: 357–365
14. Brock JH (1994) Iron in infection, immunity, inflamation and neoplasia. In: Brock JH, Halliday JW, Pippard MJ, Powell LW (eds) Iron metabolism in health and disease. W. B. Saunders, London, pp 353–389
15. Brouwer DAJ, Welten HTME et al (1998) Plasma folic acid cutoff value, derived from its relationship with homocyst(e)-ine. Clin Chem 44/7: 1545–1550
16. Bunn HF (1991) Anemia associated with chronic disorders. In: Harrison's principles of internal medicine, 12th ed. McGraw-Hill, New York, pp 1529–1531
17. Burns DL, Pomposelli JJ (1999) Toxicity of parenteral iron dextran therapy. Kid Int 55 [Suppl 69]: S119–S124
18. Cazzola M, Poncho L, Debenedetti F, Ravelli A, Rosti V, Beguin Y, Invernizzi R, Barosi G, Martini A (1996) Defective iron supply for erythropoesis and adequate endogenous Erythropoetin production in anemia associated with systemic onset invenile chronic arthritis. Blood 87: 4824–4830
19. Chiancone E, Stefanini F (1984) Heterogeneity of ferritin I structural and functional aspects. In: Albertini A, Arosio

P, Chiancone E, Drysdale J (eds) Ferritins and isoferritins as biochemical markers. Elsevier, Amsterdam New York Oxford, pp 23–31
20. Cook JD et al (1993) Serum transferrin receptor. Ann Rev Med 44: 63
21. Cook JD, Skikne BS, Baynes RD (1986) Serum transferrin receptor. Blood 687: 726–731
22. Covell AM, Worwood M (1984) Isoferritins in plasma. In: Albertini A, Arosio P, Chiancone E, Drysdale J (eds) Ferritins and isoferritins as biochemical markers. Elsevier, Amsterdam New York Oxford, pp 49–65
23. Danielson BG, Salmonson T, Derendorf H, Geisser P (1996) Pharmacokinetics of iron(III)-hydroxide sucrose complex after a single intravenous dose in healthy volunteers. Arzneimittelforschung/Drug Res 46 (I) 6
24. De Jong G, von Dijk IP, van Eijk HG (1990) The biology of transferrin. Clin Chim Acta 190: 1–46
25. De Sousa M, Reimao R, Porto G, Grady RW, Hilgartner MW, Giardina P (1992) Iron and lymphocytes: Reciprocal regulatory interactions. Curr Stud Hematol Blood Transf 58: 171–177
26. Deinhard AS, List A, Lindgren B, Hunt JV, Chang PN (1986) Cognitive deficits in iron-deficient and iron-deficient anaemic children. J Paediatr 108: 681–689
27. Deutsch E, Gever G, Wenger R (1992) Folsäure-Resorptionstest. In: Laboratoriumsdiagnostik. Wissenschaftliche Buchreihe, Schering, S 91
28. Dietzfelbinger H (1993) Korpuskuläre hämolytische Anämien. In: Begemann H, Rastetter J (Hrsg) Klinische Hämatologie, 4. Aufl. Thieme, Stuttgart New York, S 248
29. Dinant JC, de Kock CA, van Wersch JWJ (1995) Diagnostic value of C-reactive protein measurement does not justify replacement of the erythrocyte sedimentation rate in daily general practice. Eur J Clin Invest 25: 353–359
30. Doss M (1998) Porphyrie. In: Thomas L (Hrsg) Labor und Diagnose. Medizinische Verlagsgesellschaft, Marburg, S 549

31. Drysdale JW (1977) Ferritin phenotypes: structure and metabolism. In: Jacobs A (ed) Iron metabolism. Ciba Foundation Symposium 51 (excerpta medica). Elsevier, Amsterdam, pp 41–57
32. Effects of desferrioxamine therapy on chronic disease anemia associated with rheumatoid arthritis. Rheumatol Int 16: 45–48
33. Elliot MJ, Maini RN (1994) Repeated therapy with monoclonal antibody to tumor necrosis factor alpha (cA2) in patients with rheumatoid arthritis. Lancet 344: 1125–1127
34. Erslev AJ (1991) Erythropoetin. N Engl J Med 324: 1339–1344
35. Eschbach JW, Haley NR, Adamson JW (1990) The anemia of chronic renal failure: pathophysiology and effects of recombinant Erythropoetin. Contrib Nephrol 78: 24–37
36. Ferguson BJ, Skikne BS, Simpson KM, Baynes RD, Cook JD (1992) Serum transferrin receptor distinguishes the anemia of chronic disease from iron deficiency anemia. J Lab Clin Med 19: 385–390
37. Finch CA, Huebers HA, Cazzila M, Bergamaschi G, Bellotti V (1984) Storage iron. In: Albertini A, Arosio P, Chiancone E, Drysdale J (eds) Ferritins and isoferritins as biochemical markers. Elsevier, Amsterdam New York Oxford, pp 3–21
38. Finlayson NDC (1990) Hereditary (primary) hemochromatosis. BMJ 301: 350-351
39. Flowers CH et al (1989) The clinical measurement of serum transferrin receptor. J Lab Clin Med 114: 368
40. Forman DT, Vye MV (1980) Immunoradiometric serum ferritin concentration compared with stainable bone marrow iron as indices to iron stores. Clin Chem 26: 145–147
41. Franco RS (1987) Ferritin. In: Pesce AJ, Kaplan LA (eds) Methods in clinical chemistry. CV Mosby Company, St. Louis Washington Toronto, pp 1240–1242
42. Garry PJ (1984) Ferritin. In: Hicks JM, Parker KM (eds) Selected analytes in clinical chemistry. American Asso-

ciation for Clincal Chemistry Press, Washington, pp 149–153

43. Goldberg MA, Dunning SP, Bunn HF (1988) Regulation of the Erythropoetin gene: evidence, that the oxygen sensor is a hemo protein. Science 24w: 1412–1415
44. Graziadei I, Gaggl S, Kaserbacher R, Braunsteiner H, Vogl W (1994) The acute phase protein alpha-1 antitrypsin inhibits growth and proliferation on human early erythroid progenitor cells and of human erythroleucemic cells by interfering with transferrin iron uptake. Blood 83: 260–268
45. Greendyke RM, Sharma K, Gifford FR (1994) Serum levels of erythropoietin and selected cytokines in patients with anemia of chronic disease. Am Clin Path 101: 338–341
46. Grützmacher P, Ehmer B, Messinger D et al (1991) Therapy with recombinant human Erythropoetin (rEPO) in hemodialysis patients with transfusin dependent anemia. Report of a European multicenter trial. Nephrologia 11: 58–65
47. Gunshin H, Mackenzie B, Berger UV, Gunshin Y, Romero MF, Boron WF, Nussberger S, Golan JL, Hediger MA (1997) Cloning and characterization of a mammalian proton-coupled metal-ion transporter. Nature 388: 482 488
48. Haupt H, Baudner S (1990) Chemie und klinische Bedeutung der Human Plasma Proteine. Behring Institut Mitteilungen 86: 1–66
49. Haverkate F, Thompson SG, Pyke SDM, Gallimore JR, Pepys MB (1997) Production of C-reactive protein and risk of coronary events in stable and unstable angina. Lancet 349: 462–466
50. Heidelberger M, Kendall FE (1935) The precipitin reaction between type III pneumococcus polysaccharide and homologous antibody III. A quantitative study and theory of the reaction mechanism. J Exp Med 61: 563–591
51. Heil W, Koberstein R, Zawta B, Reference Ranges for Adults and Children, Pre-Analytical Considerations. Roche Diagnostics GmbH

52. Heinrich HC (1980) Diagnostischer Wert des Serumferritins für die Beurteilung der Gesamtkörper-Eisenreserven. In: Kaltwasser JP, Werner E (Hrsg) Serumferritin. Springer, Berlin Heidelberg New York, S 58–95
53. Henry DH, Abels RI (1994) Recombinant human Erythropoetin in the treatment of cancer and chemotherapy-induced anemia: results of double-blind and open label follow-up studies. Semin Oncol 21 [2 Suppl 3]: 21–28
54. Herrmann W, Quast S, Ullrich M, Schultze H, Geisel J (1997) The importance of hyperhomocysteinemia in high age people. Clin Lab 43: 1005–1009
55. Hershko Ch, Konijin AM (1981) Serum ferritin in hematologic disorders. In: Albertini A, Arosio P, Chiancone E, Drysdale J (eds) Ferritins and isoferritins as biochemical markers. Elsevier, Amsterdam New York Oxford, pp 143–158
56. Hörl WH, Cavill I, Cove-Smith R, Eschbach J, Macdougall IC, Salmonson T, Schaefer RM, Sunder-Plassmann G (1995) How to get the best out of r-HuEPO? Nephrol Dial Transplant 10 [Suppl 2]: 92–95
57. Hörl WH, Cavill I, Macdougall IC, Schaefer RM, Sunder-Plassmann G (1996) How to diagnose and correct iron deficiency during rhEPO therapy, a consensus report. Nephrol Dial Transplant 11: 246–250
58. Huber H, Löffler H, Pastner D (1992) Diagnostische Hämatologie – Laboratoriumsdiagnose hämatologischer Erkrankungen, 3. Aufl. Springer, Berlin Heidelberg New York Tokyo
59. Huebers HA, Beguin Y, Pootrakne P, Einspahr D, Finch CA (1990) Intact transferrin receptors in human plasma and their relation to erythropoiesis. Blood 75: 102–107
60. International Committee for Standardisation in Haematology (1985) Proposed international standard of human ferritin for the serum ferritin assay. Br J Haematol 61: 61
61. International Committee for Standardisation in Haematology (1988) Recommendations for measurement of serum iron in blood. Int J Hematol 6: 107–111

62. Jacobs A, Hodgetts J, Hoy TG (1984) Functional aspects of isoferritins. In: Albertini A, Arosio P, Chiancone E, Drysdale J (eds) Ferritins and isoferritins as biochemical markers. Elsevier, Amsterdam New York Oxford, pp 113–127
63. Jacobs A, Worwood M (1975) Ferritin in serum. N Engl J Med 292: 951–956
64. Jazwinska EC et al (1996) Haemochromatosis and HLAH. Nature Genet 14: 249–251
65. Johannsen H, Gross AJ, Jelkmann W (1989) Erythropoetin production in malignancy. In: Jelkmann W, Gross AJ (eds) Erythropoetin. Springer, Berlin Heidelberg New York Tokyo, pp 80–91
66. Johnson AM (1996) Ceruloplasmin. In: Ritchie RF, Navolotskaia O (eds) Serum proteins in clinical medicine. Scarborough: Foundation for Blood Research, 13.01-1-8
67. Jouanolle AM et al (1996) Haemochromatosis and HLA-H. Nature Genet 14: 251–252
68. Kaltwasser IP, Werner E (Hrsg) (1980) Serumferritin: Methodische und klinische Aspekte. Springer, Berlin Heidelberg New York
69. Kaltwasser JP, Werner E (1980) Serumferritin als Kontrollparameter bei der Therapie des Eisenmangels. In: Kaltwasser JP, Werner E (Hrsg) Serumferritin: Methodische und klinische Aspekte. Springer, Berlin Heidelberg New York, S 137–151
70. Kaltwasser JP, Hörl WH, Cavill J, Thomas L (1999) Anaemia, novel concepts in renal and rheumatoid disease, IFCC-Worldlab-Abstracts, Florence
71. Karupiah G, Harris N Inhibition of viral replication by nitric oxide and ist reversal by ferrous sulfate and tricarboxylic acid cycle metabolites. J. Exp. Med. 181: 2171–2180
72. Kessler U, Gottschalk R, Stucki G, Kaltwasser JP (1998) Benefit in clinical outcome and disease activity of treatment of anaemia of chronic diseases in rheumatoid arthritis with recombinant human Erythropoetin. J Rheumatol 41: 210

73. Kiechl S, Willeit J, Egger G, Poewe W, Oberhollenzer F (1997) Body iron stores and the risk of carotid atherosclerosis: Prospective results from the Bruneck Study. Circulation 96: 3300–3307
74. Knekt P, Revanen A, Takkunen H, Aromas A, Heliovaara M, Hakulinen T (1994) Body iron stores and the risk of cancer. Int J Cancer 56: 379–382
75. Köhler G, Milstein C (1975) Continuous cultures of fused cells secreting antibody of predefined specificity. Nature 256: 495
76. Kolbe-Busch S, Hermsen D, Reinauer H (2000) Method comparison: Three fully mechanized assays for the quantifiction of the soluble transferrin receptor. Abstract, 52nd AACC, San Francisco
77. Krainer M, Fritz E, Kotzmann H et al (1990) Erythropoetin modulates lipid metabolism. Blut 61: Abstr No 81
78. Kubota K, Tamura J, Kurabayashi H, Shirakura T, Kobayashi I (1993) Evaluation of increased serum ferritin levels in patients with hyperthyroidism. Clin Invest 72: 26–29
79. Leedma PJ, Stein AR, Chin WW, Rogers JT (1996) Thyroid hormone modulates the interaction between iron regulatory proteins and the ferritin mRNA iron responsive element. J Biol Chem 271: 12017–12023
80. Liebelt EI (1998) Clinical management of poisoning and drug overdose. Saunders, New York, pp 757–766
81. Lindenbaum J (1988) Neuropsychiatric disorders caused by cobalamin deficiency in the absence of anemia or macrocytosis. N Engl J Med 318: 1720–1728
82. Linke R, Küppers R (1989) Nicht-isotopische Immunoassays – Ein Uberblick. In: Borsdorf R, Fresenius W, Günzler H et al (Hrsg) Analytiker-Taschenbuch, Bd 8. Springer, Berlin Heidelberg New York Tokyo, S 127–177
83. Linkesch W (1986) Ferritin bei malignen Erkrankungen. Springer, Wien New York

84. Lipschitz DA, Cook JD, Finch CA (1974) A clinical evaluation of serum ferritin as an index of iron stores. N Engl J Med 290: 1213–1218
85. Liuzzo G, Biasucci LM, Gallimore JR et al (1994) The prognostic value of C-reactive protein and serum amyloid A protein in severe unstable angina. N Engl J Med 331: 417–424
86. Ludwig H, Chott A, Fritz E (1995) Increase of bone-marrow cellurarity during Erythropoetin treatment in myeloma. Stem Cells (Dayton) 13: [Suppl 2] 77–87
87. Ludwig H, Fritz E, Leitgeb C, Pecherstorfer M et al (1994) Prediction of response to Erythropoetin treatment in chronic anemia of cancer. Blood 84: 1056–1063
88. Ludwig H, Leitgeb C, Pecherstorfer M et al (1994) Recombinant human Erythropoetin for the correction of anemia in various cancers. Br J Haematol 87 [Suppl 1]: 158 Abstr No 615
89. MacDougall IC, Roberts DE, Neubert P, et al (1989) Pharmacokinetics of intravenous, intraperitoneal and subcutanous recombinant erythropoietin in patients on CAPD – A rationale for treatment. Contrib Nephrol 76: 112–121
90. Means RT (1995) Pathogenesis of the anemia of chronic disease: A cytokine mediated anemia. Stem Cells (Dayt) 13: 32–37
91. Means RT, Krantz SB (1992) Progression in understanding the pathogenesis of the anemia of chronic disease. Blood 7: 1639–1647
92. Menacci A, Cenci E, Boelaert JR, Bucci P, Mosci P, Fe'd'Ostiani C, Bistoni F, Romani L (1997) Iron overload alters T helper cell responses to Candida albicans in mice. J Infect Dis 175: 1467–1476
93. Mercuriali F, Gualtieri G, Sinigaglia L, Inhilleri G, Biffi E, Vinci A, Colotti MT, Barosi G, Lambertenghi Deliliers G (1994) Use of recombinant human Erythropoetin to assist autologous blood donation by anemic rheumatiod arthritis patients undergoing major orthopedic surgery. Transfusion 34: 501–506

94. Mutane J, Piug-Parellada P, Mitjavila MT (1995) Iron metabolism and oxidative stress during acute and chronic phases of experimental inflammation. Effect of iron dextran and desferoxamine. J Lab Clin Med 126: 435–443
95. Nyman M (1959) Serum haptoglobin methodological and clinical studies. Scand J Clin Lab Invest 11 [Suppl 39]
96. O'Neil-Cutting MA, Crosby WH (1986) The effect of antacids on the absorption of simultaneously ingested iron. JAMA 255: 1468–1470
97. Paruta Sl, Hörl WH (1999) Iron and infection. Kidney International 55 (69): 125–130
98. Peeters HRM et al (1996) Effect of recombinant human Erythropoetin on anaemia and disease activity in patients with rheumatoid arthritis and anaemia of chronic disease: a randomised placebo controlled double blind 52 weeks' clinical trial. Am Rheum Dis 55: 739–744
99. Peeters HRM, Jongen-Lavrencic M, Bakker CH (1999) Recombinant human Erythropoetin improves health-related quality of life in patients with rheumatoid arthritis and anaemia of chronic disease; utility measures correlate strongly with disease activity measures. Rheumatol Int 18: 201–206
100. Pepys MB (1996) The acute phase response and C-reactive protein. In: Weatherall DJ, Kuller LH, Tracy RP, Shaten J, Meilahn EN (eds) Relation of C-reactive protein and coronary heart disease in the MRFIT nested case control study. Am J Epidemiol 144: 537–547
101. Pincus T et al (1990) Multicenter study of recombinant human Erythropoetin in correction of anemia in rheumatoid arthritis. Am J Med 89: 161–168
102. Pinggera W (1999) Persönliche Mitteilung
103. Ponka P (1999) Cellular iron metabolism. Kidney International 55 [Suppl 69]: S2–S11
104. Ponka P (1997) Tissue-specific regulation of iron metabolism and heme synthesis: Distinct control mechanisms in erythroid cells. Blood 89: 1–25

105. Ponka P, Beaumont C, Richardson DR (1998) Function and regulation of transferrin and ferritin. Semin Hematol 35: 35–54, 1998
106. Punnonen K, Irjala K, Rajamäki A (1994) Iron deficiency anemia is associated with high concentrations of transferrin receptor in serum. Clin Chem 40: 774–776
107. Punnonen K et al (1997) Serum transferrin receptor and its ratio to serum ferritin in the diagnosis of iron deficiency. Blood 89/3: 1052–1057
108. Refsum AB, Schreiner BBI (1984) Regulation of iron balance by absorption and excretion. Scand J Gastroenterol 19: 867–874
109. Richardson DR, Ponka P (1997) The molecular mechanisms of the metabolism and transport of iron in normal and neoplastic cells. Biochem Biophys Acta 1331: 1–40
110. Riedel HD, Fitscher BA, Remus AJ, Stremmel W (1997) Ist das Haemochromatose-Gen identifiziert? Ein neu entdecktes MHC-Klasse-I-Gen mutiert bei Patienten mit hereditärer Haemochromatose. Z Gastroenterol 35: 155–157
111. Ritchey AK (1987) Iron deficiency in children. Update of an old problem. Postgrad Med 82: 59–63
112. Roberts AG et al (1997) Increased frequency of the haemochromatosis Cys 282 Tyr mutation in sporadic prophyria cutanea tarda. Lancet 349: 321–323
113. Robinson SH (1990) Degradation of hemoglobin. In: Williams WJ, Beutler W, Erslev AJ, Lichtman MA (eds) Hematology, 4th edn. McGraw-Hill, New York
114. Rosenberg IH, Alpers DH (1983) Nutrional deficiencies in gastrointestinal disease. In: Sleisenger MH, Fordtran JS (eds) Gastrointestinal disease, 3rd edn. Saunders, New York, pp 1810–1819
115. Roth D, Smith RD, Schulman G et al (1994) Effects of recombinant human Erythropoetin on renal function in chronic renal failure predialysis patients. Am J Kidney Dis 24: 777–784

116. Rowland TW, Kelleher JF (1989) Iron deficiency in athletes. Insights from high school swimmers. Am J Dis Child 143: 197–200
117. Ruggeri G, Jacobello C, Albertini A et al (1984) Studies of human isoferritins in tissues and body fluids. In: Albertini A, Arosio P, Chiancone E, Drysdale J (eds) Ferritins and isoferritins as biochemical markers. Elsevier, Amsterdam New York Oxford, pp 67–78
118. Sandborn WJ, Hanauer SB (1999) Antitumor necrosis factor therapy for inflammatory bowel disease: a review of agents, pharmacology, clinical results and safety. Inflammatory Bowel Diseases 5 (2): 119–133.
119. Sassa S (1990) Synthesis of heme. In: Williams WJ, Beutler E, Erslev AJ, Lichtman MA (eds) Hematology, 4th edn. McGraw-Hill, New York, p 332
120. Schultz BM, Freedman ML (1987) Iron deficiency in the elderly. Baillieres Clin Haematol 1: 291–313
121. Schurek HJ (1992) Oxygen shunt diffusion in renal cortex and its physiological link to Erythropoetin production. In: Pagel H, Weiss C, Jelkmann W (eds) Pathophysiology and pharmacology of Erythropoetin. Springer, Berlin Heidelberg New York Tokyo, pp 53–55
122. Scigalla P, Ehmer B, Woll EM et al (1990) Zur individuellen Ansprechbarkeit terminal niereninsuffizienter Patienten auf die Rh-EPO-Therapie. Nieren-Hochdruckerkrankungen 19: 178–183
123. Scott JM, Weir DG (1980) Drug induced megaloblastic change. Clin Haematol 9: 587–606
124. Shapiro HM (1995) Practical flow cytometry, 3rd edn. Wiley-Liss, New York
125. Stevens RG, Jones DY, Micozzi MS, Taylor PR (1988) Body iron stores and the risk of cancer. N Engl J Med 319: 1047–1052
126. Strant PW (1975) Alkoholwirkung auf das Blut. Schweiz Med Wochenschr 105: 1072

127. Sullivan JL (1996). Perspectives on the iron and heart disease debate. J Clin Epidermial 49: 1345–1352
128. Sunder-Plassmann G, Hörl WH (1996) Eisen und Erythropoetin. Clin Lab 42: 269–277
129. Sunder-Plassmann G, Hörl WH (1997) Erythropoetin and iron. Clin Nephrol 47: 141–157
130. Suominen P et al (1997) Evaluation of new immunoenzymometric assay for measuring soluble transferrin receptor to detect iron deficiency in anaemic patients. Clin Chem 43/9: 1641–1646
131. Thomas AJ, Bunker VW, Stansfield MF, Sodha NK, Clayton BE (1989) Iron status of hospitalized and housebound elderly people. Q J Med 70: 175–184
132. Thomas L (Hrsg) (1998) Labor und Diagnose, 5. Auflage. TH Books Verlagsgesellschaft, Frankfurt
133. Thomas L, Kaltwasser JP, Kuse R, Pinggera W, Scheuermann EH, Wick P (1997) Konsensus Konferenz: Eisensubstitution bei Dialysepatienten unter Erythropoetintherapie. Frankfurt (unveröffentlichte Mitteilung)
134. Thorstensen K, Romslo I (1993) The transferrin receptor: its diagnostic value and its potential as therapeutic target. Scand J Clin Lab Invest 53 [Suppl 215]: 113–120
135. Thorpe SJ, Walker D, Arosio P, Heath A, Cook JD, Worwood M (1997) International collaborative study to evaluate a recombinant ferritin preparation as an international standard. Clin Chem 43: 1582–7
136. van Leeuwen MA, van Rijswijk MH, Sluiter WJ et al (1997) Individual relationship between progression of radiological damage and the acute phase response in early rheumatoid arthritis. Towards development of a decision support system. J Rheumatol 24: 20–27
137. Waheed A, Parkkila S, Saarnio J Fleening RE et al (1999) Association of HFE protein with transferrin receptor in crypt enterocytes of human duodenum. Proc Nat Acad Sci USA 96: 1579–1584

138. Weiss G (1999) Iron and anemia of chronic disease. Kidney International 55 (69): 12–17
139. Weiss G, Fuchs D, Hausen A, Reibnegger G, Werner ER, Werner-Felmayer G, Wachter H (1992) Iron modulates interferon gamma effects in the human myelomonocytic cell line THP-1. Exp Hematol 20: 605–610
140. Weiss G, Houston T, Kastner S, Johrer K, Grunewald K, Brock JH (1997) Regulation of cellular iron metabolism by Erythropoetin: Activation of iron-regulatory protein and upregulation of transferrin receptor expression in erythroid cells. Blood 89: 680
141. Weiss G, Wachter H, Fuchs D (1995) Linkage of cell-mediated immunity to iron metabolism. Immunol Today 16: 495–500
142. Weiss G, Werner-Felmayer G, Werner ER, Grunewald K, Wachter H, Hentze MW (1994) Iron regulates nitric oxide synthase activity by controlling nuclear transcription. J Exp Med 180: 969
143. Weiss TL, Kavinsky CJ, Goldwasser E (1982) Characterization of a monoclonal antibody to human Erythropoetin. Proc Natl Acad Sci USA 79: 5465–5469
144. Wick M, Pinggera W (1994) (persönliche Mitteilung)
145. Williams WJ, Beutler E, Ersler AJ, Lichtman MA (eds) (1990) Hematology, 4th edn. McGraw-Hill, New York
146. Worwood M (1980) Serum ferritin. In: Cook JD (ed) Methods in hematology. Churchill Livingstone, New York, pp 55–89
147. Yanagawa S, Hirade K, Ohnota H (1984) Isolation of human Erythropoetin with monoclonal antibodies. J Biol Chem 259: 2707–2710
148. Yap GS, Stevenson MM (1994) Inhibition of in vitro erythropoiesis by soluble mediators of Plasmodium chalandi AS malaria: lack of a major role of interleukin 1, TNF alpha and gamma-Interferon. Infect Immun 62: 357–362

Empfohlene Literatur

Andrews NC (1999) Disorders of iron metabolism. N Engl J Med 341: 1986–1995
Albertini A, Arosio P, Chiancone E, Drysdale J (eds) (1984) Ferritins and isoferritins as biochemical markers. Elsevier, Amsterdam New York Oxford
Begemann H, Rastetter J (1993) Klinische Hämatologie, 4. Aufl. Thieme, Stuttgart New York
Burmester G (1998) Taschenatlas der Immunologie: Grundlagen Labor, Klinik. Thieme, Stuttgart New York
Heil W, Koberstein R, Zawta B (2000) Referenzbereiche für Kinder und Erwachsene, Präanalytik. Roche Diagnostics GmbH
Klein J, Horejsi N (1999) Immunology, 2nd edn. Blackwell Science, Oxford Malden Carlton
Thomas L (Hrsg) (1998) Labor und Diagnose, 5. Aufl. TH Books Verlagsgesellschaft, Frankfurt
Beutler E, Lichtman MA, Coller BS, Kipps Th (1995) William's hematology, 5th edn. McGraw-Hill, New York
Sunder-Plassmann G, Hoerl WH, Guest Editors (1999) Kidney International, Vol 55, Suppl 69
Brostoff J (1997) Taschenatlas der Immunologie: Grundlagen Labor, Klinik. Thieme, Stuttgart New York
Forth W (ed) (1993) Iron. Bioavailability, absorption and utilization. Wissenschaftsverlag, Mannheim
Greiling H, Gressner AM (Hrsg) (1995) Lehrbuch der klinischen Chemie und Pathobiochemie, 3. Aufl. Schattauer, Stuttgart New York

Kaltwasser JP, Werner E (Hrsg) (1980) Serumferritin: Methodische und klinische Aspekte. Springer, Berlin Heidelberg New York

Sachverzeichnis

Abbau überalterter Erythrozyten 23
ACD (Anaemia of chronic diseases) 34, 81, 119, 186
Acoeruloplasminämie 33
Aderlaß 79
Agglutination 161
Akut-Phase-Protein 34, 81, 174, 187
„klassisch" 187
Akut-Phase-Reaktion 34, 81, 84, 187
Alkoholismus 44, 77, 80
Anämien
aplastisch 30, 79
chronische (ACD) 34, 81, 119, 186
hämolytisch 29, 52, 97
Infekt-Anämie 43
korpuskulär 53, 103
mikrozytär 71, 72
makrozytäre 95, 97, 98
bei Niereninsuffizienz 39, 93, 128
normozytäre 103
perniciöse 101, 102
sideroachrestisch 49, 50
sideroblastisch 50, 77
urämische 39, 93, 128
Therapie 112
Tumoranämie 42, 127
Anämien chronischer Erkrankungen (ACD) 34, 81, 119
Anti-Akute-Phase-Protein 35, 52
Antigen-Antikörper-Reaktion 160
Antigenexzeß 162
Antikörper 160
monoklonal 160
polyklonal 160
Antikörperexzeß 160
Antinukleäre Antikörper (ANA) 186
Antistreptolysintiter (ASL) 186
Antistreptokokken-Desoxyribonuklease-Titer (ADNase) 187
Anulozyten 71
Apoferritin 12

Ascorbinsäure (Vitamin C) 1, 113
Atransferrinämie 34
Autoantikörper 37, 104
  gegen Intrinsic factor 44
  Kälteagglutinine 104
  Wärmeantikörper 104
Autoimmunerkrankungen 81, 103, 124
Automatisierte Zellzählung 138
Autoregulation, Eisenstoffwechsel 16, 36

Bantu-Siderose 33, 77
Basische Isoferritine 12
Basische Ferritin-L-Untereinheiten 12
Behandlung der ACD 119
Beta-1-Transferrin-Mobilität 6
Beta-2- bzw. t-Transferrin 6
Bindegewebserkrankungen 81
Blutbild 136
  kleines (rot) 138
  großes (rot und weiß) 138
Blutkörperchensenkungsreaktion (BSR/BSG) 186
Borsilikatglaskapillaren 147

C1-Fragmente 18, 46
Carboxyhämoglobin (COHb) 144
CFU-GEMM (hämatopoetische Stamm-Zelle) 89

Chronische Entzündungen (ACD) 34, 81, 119
  Tumoranämie 42, 91, 126
Chronische Niereninsuffizienz 39, 93, 128
Circadianer Rhythmus 8, 155
Cobalamin (Vitamin B_{12}) 44, 133, 178
Coeruloplasmin 4, 11, 176
Cook'sche Formel 132
Coombs-Test 55
C-reaktives Protein (CRP) 81, 187
Cyanidionen (CN) 144
Cobalamin (Vitamin B_{12}) 18, 44, 178

Defekte von Erythrozytenenzymen 105
5-Desoxyadenosylcobalamin 44, 178
Desoxyhämoglobin (HHb) 144
DCT 1 (Divalent Cation Transporter 1) 4, 5, 11
Dialysepatienten 93, 129
Differentaldiagnose 72
  Anämie bei RA 84
  makrozytäre Anämien 96
  normozytäre Anämien 103
  Eisenmangel 69, 72
Dissoziation des Vitamin B_{12}-intrinsic factor-Komplexes 44, 133

Sachverzeichnis

Dreiwertiges Eisen im Ferritin 11, 13
Dreiwertiges Eisen im Transferrin 7, 168
Duodenum, Eisenresorption 4

EDTA Blut 139
Einzelimpulse 141
Eisen
 Funktionseisen 57
 Gesamtbestand 3, 57, 155
 Speichereisen 10, 57, 163
 Tagesschwankungen 158
 Transporteisen 25, 57
 Mangel 3, 27, 69
Eisenaufnahme 3, 5, 56
Eisen-Balance 25, 56
 Störung der Eisen-Balance 25, 56
Eisenbedarf 5, 17, 56, 57
 Blutspender 74
 Gesamtdosis 3, 56, 112
 Jugendliche 74
 menstruierende Frauen 74
 Schwangere 74, 75
Eisenbestimmung 152, 155
 mit bzw. ohne Enteiweißung 157
 Referenzintervall 157
Eisenbilanz 56
Eisenbindungskapazität 6, 7, 159
 latente (LEBK) 8, 159
 totale (TEBK) 7, 159
Eisenbindungsproteine 4, 11, 160
Eiseneinbau 11
Eisenfraktionen im Serum 156
Eisenfumarat 113
Eisengabe 114
 intravenös 112
 orale 112
Eisenglukonat 115
Eisenionen 4, 155
Eisenionen durch Kontamination 155
Eisen/Kupfer-Relation 191
Eisenmangel 17, 27, 69
 Blutspenden 17, 73
 Dauersportarten 75
 Diät 74, 75
 funktionell 28, 72, 129
 iatrogener 73
 latent 70, 72
 manifest 71, 72
 Menstruation 73
 prälatent 70
 Schwangerschaft 75
 Stillperiode 73, 74
 Ursachen 74
 Wachstum 73, 74
Eisensaccharat 114
Eisenoxydation 3, 58
Eisenresorption 3, 58
 gesteigerte 78
 Störungen 4
Eisenresorptionstest 58
Eisensättigung 62
Eisenspeicher 10, 62

Sachverzeichnis

Eisenspeichergewebe 12
  Knochenmark 14
  Leber 14
  Milz 14
Eisenstoffwechsel 3, 56
  Eisenbedarf 17
  Eisenresorption 3, 5
  Eisenspeicherung 10
  Eisentransport 5
  Eisenverteilung 15
  Eisenverluste 17
Eisenstoffwechselstörung 25
Eisensubstitution bei Dialysepatienten 130
Eisensubstitutionen 112, 115
Eisensulfat 113
Eisentherapie 112
Eisentransport 5
Eisenüberladung 29
Eisenumsatz 3, 56
Eisenverlust 17, 73
  Darm 17
  Schweiß 17
  Urin 17
Eisenverteilung 3, 56, 155
Eisenverteilung im Körper 15, 56, 163
Eisenverwertungsstörungen 38
  Therapie 113
Endoxidase I (= Coeruloplasmin) 4, 11, 176
Erythroblasten 18
Erythropoese 18, 25, 89, 91
  Cofaktoren 18
  Differenzierung 28, 25
  ineffektive 28, 25
  Mängel 18
  Störungen 18
Erythropoetin (EPO) 20, 41
Erythropoietin (EPO)
  Bildung 20, 41, 91
  Dosis 125, 127, 132
  Mangel 128
  Produktion 20
  Therapie 122
  Tumormarker 20
Erythropoetinbestimmung 183
Erythrozyten 18, 23
  Abbau 23
  Morphologie 18, 48
  Reifung 18
  Zahl (RBC) 149
Erythrozytenindizes 149
Erythrozyten-Überlebenszeit, verkürzte 23, 93
Erythrozytopenie 183
Erythrozytose 183
Etanercept 120
Extrinisic factor 178

Fe^{3+}Transferrinkomplex 5, 168
Ferritin 12, 60
  Apoferritin 12
  Indikaterfunktion 12, 60
  Isoferritin (sauer, basisch) 12
  nicht-repräsentative Erhöhung 81
  Organverteilung 14

Sachverzeichnis

repräsentative Erhöhung 76
Synthese 12
Untereinheiten, H, L 12
Ferritinbestimmung 163
Wertigkeit, klinisch 60
Ferritin-Bestimmungsmethoden 164
Automatisierbarkeit 165
Referenzintervalle 167
Ferritin-Konzentrationen 63, 168
erhöht, nicht-repräsentativ 81
erhöht, repräsentativ 76
erniedrigt 69
klinische Interpretation 60
Alters- und Geschlechtsabhängigkeit 167
Ferritin-Fe^{3+} 12
Ferritinfreisetzung 11
Ferrochelatase 49, 50
Ferro Zine-Methode 156
Fluoreszenzimmunoassay 165
Folsäure 44, 98, 180
Bedarf 180
Bestimmung 180
Defizit 44, 98
Folsäuremangel, Ursachen 98
Resorptionstest 100
Therapie 134
Folsäureantagonisten 98
Folsäuresynthese der Darmbakterien 44
Freies Hb im Plasma 51

Funktioneller Eisenmangel 28, 72, 129
Funktionseisen 10, 15, 68,

Gesamteisenbestand 11
Gewebshypoxie 20
Globinanteil von Hämoglobin 19
Glukuronsäure 24
Glukose-6-Phosphat-Dehydrogenase 103
Defekt 105
Mangel 105
Gravidität 75

Häm 20
Hämatokrit (Hkt) 145
Hämatologie-Analyzer 138
Hämatologische Diagnostik 136
Hämochromatose 78
erworbene 81
primäre 78
sekundäre 81
Hämoglobin (Hb) 19, 23, 144
Abbau 23
freies 52
Hb A, AHbBarts 19, 46, 47, 48, 144
HbF, HbH, HbS 47, 48
Synthese 19
Hämoglobincyanidmethode 145
Hämoglobinderivate 46, 144
Hämoglobinelektrophorese 48

Hämoglobinmessung, photometrisch 144
Hämoglobinopathien 46
Hämoglobinsynthese 19
Hämoglobinurie 52, 54
Hämoglobinwerte 145
Hämolyse 23, 51
  autoimmunologisch 54
  extrakorpuskulär 53
  korpuskulär 53
Hämolysemittel 144
Hämopexin 52
Hämosiderin 57, 153
Hämosiderose 33
  sekundäre 33
Haptoglobin, Phänotypen 176
Haptoglobin-Hämoglobin-Komplex 51
2α- und 2β-Ketten (HbA0) 20
2α- und 2δ-Ketten (HbA2) 47
2α- und 2γ-Polypeptidketten (HbF) 47
α-Ketten 47
α-Ketten-Thalassämie 47
β-Ketten 47
γ-Ketten 47
β-Thalassämie 47
Heidelberger-Kendall-Kurve 162
HFE-Gen 31, 78
HFE-Protein 78
High-Dose-Hook-Effekt 163
HLA 31

Homocystein 99
Hyperhomocysteinanämie 45
Hypermenorrhoe 74

IFN-γ, Interferon-γ 35, 83
Immunabwehr 83, 117
Immunchemische Methoden 160
Immunoassays 160
  Enzymimmunoassays 161
  Fluoreszenzimmunoassays 161
  Latex-Immunagglutinationsassays 163
  Lumineszenzassays 165
  nephelometrische Assays 165
  radiale Immundiffusion 165
  Radioassays 165
  turbidimetrische Assays 165
Immunologisch-analytische Meßverfahren 160
  direkt messende 161
  indirekt messende 161
Immunologischer Agglutinationstest 161
Impulsbild 146
Impulszählung pro Volumeneinheit 140
Infektionen, Eisentherapie 117
Interleukin-6 84
Intrazelluläre Abtötung 83
Intrinsic-Faktor 44, 101, 178

Isoferritine 14
Kälte-Antikörper 104
Klassifikationskriterien für die RA 86
Klassifizierung der Anämien 95
Knochenmark 18, 20
Knochenmarkaplasie 43
Knochenmarkstammzellen 18
Kombinierte EPO/Eisentherapie 119, 126, 128
Koronare Herzerkrankung 118
Kugelzellanämie 53
Kumulative Impulshöhenaddition 146

LDH, Isoenzyme 1+2 52
Lesch-Nyhan-Syndrom 103
Leukozytenverdünnung 139
Liquor-Diagnostik 7
Löslicher Serum-Transferrin-Rezeptor 8, 66, 171
LPS, Lipopolysaccharid 16, 36, 123
Lymphomgenese 120
Lysemittel 141

Malariaplasmodien 54
Malignome 126
Makrophagen 16, 36, 123
Makrozytäre Anämien 96
  medikamentös induzierte 97

Maligne Neoplasien 34, 187
Megaloblastische Anämien 97
Methylmalonsäure 45
N-5-Methyltetrahydrofolsäure (MTHFA) 44, 181
Met-Hämoglobin (met Hb) 144
Mikrohämatokritmethode 147
Milz 12, 163
  Hämoglobingehalt 148, 150
Mittlerer zellulärer Hämoglobingehalt der Erythrozyten (MCH) 148, 149
Mittleres Zellvolumen der Erythrozyten (MCV) 148, 149
Mittlere zelluläre Hämoglobinkonzentration der Erythrozyten (MCHC) 148, 149
Mukosazelle 2
Myelodysplastische Syndrome 38
Myoglobin 59, 60

Nebenwirkungen Eisentherapie 115
Neoplasien, maligne 37
Nieren, Syntheseorgan EPO 20, 41, 91
NO (Stickoxyd) 16, 36, 123
Normoblasten 18
  basophile 18
  oxyphile 18
Normozytäre Anämien 103

Orale Fe-Präparate 112
Organschädigung, Eisenüberladung 76, 115
Orotsäure-Stoffwechsel 18
Oxydation von Fe^{2+} zu Fe^{3+} 3, 155
Oxyhämoglobin (O_2Hb) 144

Parenterale Eisengabe 114
 Kalkulation der Dosis 112, 114
Pannus 88
Parietalzellen 102
Partikelzählung 141
Pentraxine (CRP) 187
Phänotypen, Haptoglobin 51, 174
 Hp 1-1 175
 Hp 2-1 175
 Hp 2-2 175
Phagozytose von Erythrozyten 23
Phorphyrinring des Häms 19, 23
Plazenta 14, 163
Polyglobulien, sekundäre 42, 43
Polyzythämia vera 43
Porphyrinsynthesestörungen 49
Proerythroblasten 18

Reduktion von Fe^{3+}-Ionen zu Fe^{2+}-Ionen 3, 155
Referenzintervalle
 Coeruloplasmin 177
 Eisen 157
 Erythropoetin (EPO) 185
 Ferritin 167
 Folsäure 182
 Haptoglobin 175
 Serum/Plasma-Eisen 157
 Transferrin 169
 Transferrin-Rezeptor 174
 Transferrinsättigung 170
 Vitamin B_{12} 180
Renale Anämie 39, 93, 130
Resorptionsstörungen
 Eisen 58
 Folat 98, 99
 Vitamin B_{12} 103
Resorptionstests
 Eisen 58
 Folat 100
Retikulo-endotheliales System (RES) 16, 80, 122
Retikulozyten 18, 151
Retikulozytenzahl 152
Rheumafaktoren 190
Rheumatische Erkrankungen 84, 119
Rheumatoide Arthritis (RA) 84, 119, 190
Rheumatologische Diagnostik 186, 190

Sauerstoffradikale 16, 36, 123
Sauerstoffsättigung des Hämoglobins 20
Sauerstofftransport 20
Serumamyloid A-Protein (SAA) 131, 189

Sachverzeichnis

Serumferritinkonzentration 163
Serum/Plasma-Eisen 3, 156
Serum-Transferrin-Rezeptor, zirkulierender 9, 66, 171
Sichelzellen 47
Sichelzellanämie 47, 48
Sideroachrestische Anämien 50
Speichereisen 10, 25
Stammzellenproliferation 18, 43

Target-Zellen 48
Tetrahydrofolsäure (THFA) 181
Thalassämie 47
  minor 48
  major 48
Therapien
  ACD (Anemia of Chronic Disease) 34, 81, 119
  Eisenmangel 27, 69, 112
    orale Gabe von Eisen 112
    parenterale Gabe von Eisen 114
  Erythropoietin-Mangel 20, 39, 93, 128
    Niereninsuffizienz 128
    tumorbedingt 126
  Folsäure-Mangel 44, 98, 134
  RA (Rheumatoide Arthritis) 84, 119
  Vitamin B_{12}-Mangel 44, 133

Thrombozytenzahl 138
Transferrin, Apotransferrin 6, 64, 168
Transferrin und TEBK 170
Transferrin-Bestimmungsmethoden 169
  Referenzintervalle 169
Transferrin-Fe^{3+}-Komplex 6, 168
Transferrinkonzentration 6, 169
Transferrin-Rezeptor 9, 66, 171
Transferrin-Rezeptor-Bestimmung 173
Transferrinsättigung (TfS) 8, 64, 171
Transferrinsynthese, verminderte 65
Transportkapazität, Eisen 6, 171
Tumoranämien 37, 91
Tumorgewebe 37, 91
Tumor-Nekrose-Faktor α (TNF-α) 16, 36, 123

Umverteilung des Körpereisens 16, 36, 123
Uroporphyrie 50

Vitamin B_{12}
  Bestimmung 178
  Mangel 44, 100, 178
  Resorption 101, 133
  Therapie 133

Wärme-Antikörper 103
Widerstandsmeßprinzip 139

Zerebralsklerose 30
Zink-Protoporphyrin 39, 41, 50

Zusammenhang: TEBK = LEBK + Plasma-Eisen 159
Zyanmethämoglobin 144
Zytokine 16, 37, 82, 84, 87
Zytotoxische Effekte 35

SpringerMedizin

Wolf-Rüdiger Külpmann,
Hans-Krister Stummvoll,
Paul Lehmann

Elektrolyte

Klinik und Labor

Zweite, erweiterte Auflage
1997. VIII, 164 Seiten. 40 Abbildungen.
Broschiert DM 39,–, öS 275,–
ISBN 3-211-82975-X

In diesem Buch werden die medizinische Bedeutung der Elektrolyte und ihre Bestimmung behandelt. Auf diese Weise wird dem Kliniker ermöglicht, Einblick auch in die Analytik der Elektrolyte zu gewinnen. Die im Labor Tätigen erhalten einen Überblick über Physiologie und Pathologie des Elektrolythaushalts.

Das Buch beschreibt im ersten Teil komprimiert den aktuellen Stand der Diagnose und Therapie von Störungen im Elektrolythaushalt und bietet dem Arzt sowohl eine rasche Orientierungshilfe am Krankenbett, als auch eine vertiefende Einsicht in pathophysiologische Zusammenhänge. Ein besonderer Abschnitt befaßt sich mit den Elektrolyten im Urin.

In den anschließenden Kapiteln werden Präanalytik und Analytik der Elektrolyte unter besonderer Berücksichtigung der Bestimmung mittels ionenselektiver Elektroden sowie „enzymatischer" Methoden und trägergebundener Reagenzien („Trockenchemie") einschließlich der Qualitätssicherung besprochen.

 SpringerWienNewYork

A-1201 Wien, Sachsenplatz 4–6, P.O.Box 89, Fax +43.1.330 24 26, e-mail: books@springer.at, www.springer.at
D-69126 Heidelberg, Haberstraße 7, Fax +49.6221.345-229, e-mail: orders@springer.de
USA, Secaucus, NJ 07096-2485, P.O. Box 2485, Fax +1.201.348-4505, e-mail: orders@springer-ny.com
EBS, Japan, Tokyo 113, 3–13, Hongo 3-chome, Bunkyo-ku, Fax +81.3.38 18 08 64, e-mail: orders@svt-ebs.co.jp

SpringerMedicine

Helmut Schenkel-Brunner

Human Blood Groups

Chemical and Biochemical Basis of Antigen Specificity

Second, completely revised edition
2000. XV, 637 pages. 173 figures.
Hardcover DM 198,–, öS 1386,–
(recommended retail price)
ISBN 3-211-83471-0

This monograph covers the entire field of blood group serology, with its main emphasis on the chemical and biochemical basis of blood group specificity. Full consideration is given to molecular biology investigations, in particular to studies on the structure of blood group genes and the molecular biological basis of alleles and rare blood group variants, whereby relevant literature up to the year 2000 is covered.

The text is supplemented by numerous illustrations and tables, and detailed reference lists. The five years since the publication of the first edition have brought further advances in blood group research. Thanks to modern molecular biology, scientists have not only been able to identify the bearer molecules of many more blood groups, they have clarified the molecular basis of a number of further blood group specificities as well.

This book offers a concise survey for use by blood bankers and researchers in biochemistry, blood group serology, immuno-hematology, forensic medicine, population genetics, and anthropology.

 SpringerWienNewYork

A-1201 Wien, Sachsenplatz 4–6, P.O.Box 89, Fax +43.1.330 24 26, e-mail: books@springer.at, www.springer.at
D-69126 Heidelberg, Haberstraße 7, Fax +49.6221.345-229, e-mail: orders@springer.de
USA, Secaucus, NJ 07096-2485, P.O. Box 2485, Fax +1.201.348-4505, e-mail: orders@springer-ny.com
EBS, Japan, Tokyo 113, 3–13, Hongo 3-chome, Bunkyo-ku, Fax +81.3.38 18 08 64, e-mail: orders@svt-ebs.co.jp

MIX
Papier aus verantwortungsvollen Quellen
Paper from responsible sources
FSC® C105338

If you have any concerns about our products,
you can contact us on
ProductSafety@springernature.com

In case Publisher is established outside the EU,
the EU authorized representative is:
**Springer Nature Customer Service Center GmbH
Europaplatz 3, 69115 Heidelberg, Germany**

Printed by Libri Plureos GmbH
in Hamburg, Germany